四川省社科联科研课题
重庆金阳集团热情支持

巴蜀名医遗珍系列丛书

主编　马烈光

余仲权经穴辨证运用精要

余仲权　林建华　编著

中国中医药出版社
·北京·

图书在版编目（CIP）数据

余仲权经穴辨证运用精要 / 余仲权，林建华编著 . —北京：
中国中医药出版社，2016.10（2019.10重印）
（巴蜀名医遗珍系列丛书）
ISBN 978-7-5132-3634-8

Ⅰ . ①余… Ⅱ . ①余… ②林… Ⅲ . ①经络辨证—研究
Ⅳ . ① R241.7

中国版本图书馆 CIP 数据核字（2016）第 222834 号

中国中医药出版社出版

北京经济技术开发区科创十三街 31 号院二区 8 号楼
邮政编码　100176
传真　010 64405750
廊坊市祥丰印刷有限公司印刷
各地新华书店经销

开本 880×1230　1/32　印张 9　字数 214 千字
2016 年 10 月第 1 版　2019 年 10 月第 3 次印刷
书号　ISBN 978 - 7 - 5132 - 3634 - 8

定价　49.00 元
网址　www.cptcm.com

如有印装质量问题请与本社出版部调换（010-64405510）
版权专有　侵权必究

社长热线　010 64405720
购书热线　010 64065415　010 64065413
微信服务号　zgzyycbs

书店网址　csln.net/qksd/
官方微博　http：//e.weibo.com/cptcm
淘宝天猫网址　http：//zgzyycbs.tmall.com

出版者言

　　《名医遗珍系列》旨在搜集、整理我国近现代著名中医生前遗留的著述、文稿、讲义、医案、医话等等。这些文献资料，有的早年曾经出版、发表过，但如今已难觅其踪；有的仅存稿本、抄本，从未正式刊印、出版；有的则是家传私藏，未曾面世、公开过，可以说都非常稀有、珍贵。从内容看，有研习经典医籍的心悟、发微，有个人学术思想的总结、阐述，有临证经验的记录、提炼，有遣方用药的心得、体会，篇幅都不是很大，但内容丰富多彩，各具特色，有较高的学术和实用价值，足资今人借鉴与传承。

　　寻找、搜集这些珍贵文献资料是一个艰难、漫长而又快乐的过程。每当我们经过种种曲折得到想要的资料时，都如获至宝，兴奋不已，尤其感动于这些资料拥有者的无私帮助和大力支持。他们大都是名医之后或其门生弟子，不仅和盘托出，而且主动提供相关素材、背景资料，很多人还亲自参与整理、修订。他们的无私品质和高度责任感，也激励、鞭策我们不畏艰难，更加努力。

有道是"巴蜀自古出名医"。巴蜀大地，山川俊秀，物产丰富独特，文化灿烂悠久，不仅群贤毕集，而且名医大家辈出，代有传人，医书诊籍充栋，分量十足，不愧为"中医之乡，中药之库"。因此，我们特别推出《巴蜀名医遗珍系列丛书》，精心汇集了陈达夫、吴棹仙、李斯炽、熊寥笙等16位现代已故巴蜀名医的珍贵遗著、文稿，以展现巴蜀中医的别样风采。尤其值得一提的是，此次由巴蜀名中医马烈光教授亲任主编，年逾九旬的中医泰斗李克光教授担纲主审，确保了这套丛书的高品质和高水平。另外，还有相当部分的巴蜀名医资料正在搜集整理中，会在近期集中出版。

今后，我们还将陆续推出类似的专辑。真诚希望同道和读者朋友提出意见，提供线索，共同把这套书做成无愧于时代的精品、珍品。

中国中医药出版社

2016 年 8 月 4 日

前言

　　自古以来，以重庆为中心所辖地区称为"巴"，以成都为中心的四川地区称为"蜀"，合称"巴蜀"或"西蜀"。隋代卢思道曾云："西蜀称天府，由来擅沃饶。"巴蜀大地，不仅山川雄险幽秀，江河蜿蜒回绕，物产丰富独特，而且文化灿烂悠久，民风淳朴安适，贤才汇聚如云。现代文学家郭沫若曾谓："文宗自古出西蜀。""天府"巴蜀，不仅孕育出了大批横贯古今、闪耀历史星空的大文豪，如汉之司马相如、扬雄，宋之"三苏"等，也让"一生好入名山游"的李白、杜甫等恋栈不舍。

　　更令人惊叹者，巴山蜀水，不仅群贤毕集，复名医辈出，代有传人。早在《山海经》中已有"神医"巫彭、巫咸，其后，汉之涪翁、郭玉，唐之昝殷、杜光庭，宋之唐慎微、史崧，清之唐宗海、张骥、曾懿等，举不胜举。尤其在近现代，名噪一时的中医学家，如沈绍九、郑钦安、萧龙友、蒲辅周、冉雪峰、熊寥笙、李重人、任应秋、杜自明、李斯炽、吴棹仙等，均出自川渝巴蜀。如此众多出类拔萃的中医前辈名宿，其医德、医术、医学著述、临床经验、学术思想及治学方法，都是生长、开放在巴蜀这块大地上的瑰丽奇葩，为我国中医药事业的发展增添了光辉篇章，是一份十分值得珍惜、借鉴和弘扬的、独具特色的宝贵民族文化遗产和精神财富。

"自古巴蜀出名医"，何也？

首先，巴蜀"君王众庶"历来重视国学。巴蜀地区历史文化厚重，广汉三星堆、成都金沙遗址等，不断有考古学新发现揭示着本地文化的悠久。西汉之文翁教化为巴蜀带来了中原的儒道文化，使巴蜀文化渐渐融入了中华文化之中。而汉之司马相如、扬雄之文风，又深深体现着巴蜀文化的独特性。巴蜀人看重国学，文风颇盛，即使在清末民国之初，传统文化横遭蹂躏时，巴蜀仍能以"国学"之名将其保留。另外，蜀人喜爱易学，宋朝理学家程颐就说"易学在蜀"，体现出易学是巴蜀文化的重要特征。"医易同源"，易学在巴蜀的盛行，使巴蜀中医尤易畅晓医理并发挥之。就这样，巴蜀深厚的文化底蕴为生于斯、长于斯的巴蜀中医营造了一块沃土，提供了丰厚的精神濡养。

其次，巴蜀地区中医药资源得天独厚。四川素有"中药之库"的美称。仅药用植物就有 5000 余种，中药材蕴藏量、道地药材种类、重点药材数量等，均居全国第一位。"工欲善其事，必先利其器"，有了丰富的中药材资源，巴蜀中医就有了充足的"利器"，药物信手拈来，临床疗效卓著，医名自然远扬。

最后，巴蜀名山大川众多，风光旖旎，道学兴盛，道教流派颇多，"仙气"氤氲。鲁迅先生曾谓"中国文化的根柢全在道教"，道学、道教与中华文化的形成有着密切的关系，与中医学更具"血肉联系"。于道而言，史有"十道九医"之说；于中医而言，中医"至道"中有很大部分内容直接源于道，不少名医精通道学，或身为道教中人，典型者如晋代葛洪及唐代孙思邈。巴蜀地区，道缘尤深。且不说汉成帝时，成都严君平著《老子注》和《道德真经指归》，使道家学说系统化，对道学发展影响深远。仅就道教名山而言，"蜀国多仙山"，如四川大邑县鹤鸣山为"道教祖庭"，东汉张道陵于此倡"正一盟威之道"，标志着道教的形成；青城山为道教"第五洞天"，至今前山数十座道教宫观完好保留；

峨眉山为道教"第七洞天"，今仍保留有诸多道教建筑。四川这种极为浓厚的道学氛围，洵为名医成长之深厚底蕴。

自古巴蜀出名医，后人本应承继其学，发扬光大。然而，即使距今尚近的现代巴蜀名医，其学术经验的发掘整理现状堪忧。有的名医经验濒于失传；有的以前虽然发表、出版过，但如今难觅其踪；间或有一些得以整理问世，也多由名医门人弟子完成，呈散在性，难保其全面、系统、完善。如现代已故巴蜀名医中，成都李斯炽、重庆熊寥笙、达县龚益斋、大邑叶心清、内江黄济川、三台宋鹭冰等，这些医家，虽有个人专著行世，但一直缺乏一套丛书将其学验进行系统汇总与整理。

此外，现有的名医经验整理专著，多将其学术思想和临床经验分册出版，较少赅于一书，全面反映名医的学术特点。而有些名医在生前喜手录医悟、医论与医方、医案，因未得出版，遂留赠门人弟子，几经辗转，终濒临失传。如20多年前去世的名医彭宪彰，虽有《叶氏医案存真疏注》一书于1984年出版，但此书仅为几万字的注解性专著，只反映了彭老在温病学方面的学术成就。而他利用业余时间，手录的大量临床验案，至今未得到全面发掘整理，近于湮没无闻，遑论出版面世。痛夫！这些乃巴蜀杏林的巨大损失！

吾从小跟名师学中医，于20世纪60年代末参加医疗卫生工作，70年代在成都中医学院毕业留校从事医、教、研工作至今。在此期间，与许多现代巴蜀名医熟识，常受其耳提面命和谆谆教诲。几十年来，深感老前辈们理用俱佳，心法独到，临床卓有良效，遗留资料内容丰富多彩，具有颇高的学术和应用价值，若不善加搜集整理，汇总出版，则有绝薪之危。有鉴于此，我们早冀系统搜集整理出版一套现代已故巴蜀名医丛书，这也是巴蜀乃至全国中医界盼望已久的大事。适逢中国中医药出版社亦有此意愿，不谋而合，颇为相惜。此套丛书的出版幸蒙年逾九旬的巴蜀中医泰斗李克光教授垂青、担纲主审，并得到了国家中医药管理局、四川省中医药管理局、重庆市中医药管理局、四川省中医药科学院、成都中医药大学等的政策支撑，以及重庆金阳等企业的资金支持。尚得到不少名医之后或其门生弟子主动提供文献资料和相关素材之鼎力相助，更因成功申报为四川省社科课题而顺利完成了已故巴蜀现代名医存世资料的搜集、整理研究工作。对此，实感幸甚，诚拜致谢！

恰逢由科技部、国家中医药管理局等15个部委主办的"第五届中医药现代化国际科技大会"在成都隆重召开及成都中医药大学60年华诞之际，双喜临门，盛事"重庆"，愿以是书为贺，昭显巴蜀中医名家近年来的成果，尤可贻飨同道，不亦快哉！

丛书付梓之际，抚稿窃思，前辈心法得传，于弘扬国医，不无小益，理当欣喜；然仍多名医无继，徒呼奈何！若是丛书克竟告慰先贤，启示后学之功，则多年伏案之苦，亦何如也！

纸牍有尽，余绪不绝，胪陈管见，谨作是叙！并拟小诗以纪之：

巴蜀医名千载扬，济赢获安久擅长；

川渝杏林高寿日，岐黄仁术更辉煌。

丛书主编　马烈光

2016年8月于成都中医药大学

内容提要

余仲权 (1912—1991)，四川省万县人。著名中医针灸学家。在数十年的针灸临床、教学中，余老习古践今，兼收并蓄，临床上娴熟地运用中医辨证施治、整体观念及脏腑经络学说，指导遣方配穴，紧扣病机设计治疗方案。把皮肤滚针和毫针结合起来治病，是其针灸医术的重要特色之一。

本书为《巴蜀名医遗珍系列丛书》之一（原名《经穴运用辨证学》），以经络为纲，病证为目，对每一经的主治功用加以归纳；再根据十四经主治小结，以病证为纲，把十四经腧穴主治进行对病对证的整理归纳，从而为临床辨证运用经络腧穴提供依据。

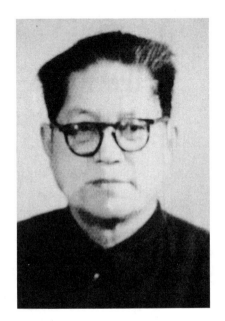

余仲权像

目录

上篇　十四经穴功用

下篇　经穴辨证运用

上篇 十四经穴功用

第一节 手太阴肺经（11穴）

一、腧穴各论

（一）中府（《针灸甲乙经》）

【别名】膺中俞。（《针灸甲乙经》）

【部位】在云门下1寸，乳上三肋间陷者中，动脉应手，仰而取之。（《针灸甲乙经》）

【取法】仰卧位，前正中线旁开6寸，平第一肋间隙处。

【主治】咳嗽、气喘、短气、奔豚、喉痹、咯血、痰多、胸痛、呕吐、遗尿、中风、肩臂痛。

【治法】本穴针刺深度不得超过5分。临床上在直刺同身寸5分针感不明显时，当向前正中线方向横刺5～8分，以免刺伤肺脏，发生气胸。

【附注】

1. 中府为肺经募穴。

2. 本穴为手足太阴经交会穴。（《针灸甲乙经》）

（二）云门（《素问·水热穴论》）

【部位】在巨骨下，气户两旁各2寸陷者中。（《针灸甲乙经》）

【取法】仰卧时，在前正中线旁开6寸，锁骨下缘，即中府穴上1寸处取穴。

【主治】咳嗽、气喘、喉痹、喘咳不得卧、呼吸气紧、暴心腹痛、胸中烦满热痛、瘿气、肩臂痛不可举。

【治法】针刺5分，无反应时，沿皮向肩关节针8分。

巴蜀名医遗珍系列丛书

（三）天府（《灵枢·本输》）

【部位】在腋下 3 寸，臂臑内廉动脉中。（《针灸甲乙经》）

【取法】坐位或仰卧位，在上臂肱二头肌桡侧，以腋横纹头至肘横纹作 9 寸计算，当掌侧腋横纹下 3 寸取穴。

【主治】咳嗽、气喘、喘不得卧、喘息多痰、鼻衄、悲息鬼语、眩晕、胸痛、上臂内侧痛、瘿瘤。

【治法】正坐仰掌微曲肘，直刺 1～1.5 寸，以得气为度。

【附注】前人取此穴，多请患者将上肢向前伸直，头向下，鼻尖能触及臂外处为穴。如《医学原始》说："取法用鼻尖点臂上，到处是穴。"

（四）侠白（《针灸甲乙经》）

【部位】在天府下，去肘 5 寸。（《针灸甲乙经》）

【取法】在肱二头肌桡侧，天府下 1 寸处取之。

【主治】咳嗽、干呕、烦满、心痛、呕吐、胃痛、短气、胸痛、上肢内侧痛。

【治法】针 0.5～1 寸，灸 5 分钟。

【附注】《寿世保元》记载侠白取法，先于乳头涂墨，令两手伸直夹之。染黑处是穴。

（五）尺泽（《灵枢·本输》）

【别名】鬼受。（《备急千金要方》）

【部位】在肘中约纹上动脉。（《针灸甲乙经》）

【取法】正坐仰掌微屈肘，在肘横纹中，肱二头肌腱桡侧陷中。

【主治】咳嗽、气喘、感冒、痰多、唾血、腹胀、喜呕、绞肠痧、心痛烦满、舌卷不能言、善笑癫疾、疟疾、惊风、心烦闷乱、少气不足以息、喉痹上气、乳痛、胸部胀满、胃痛、胸痛、肘臂痛。

【治法】毫针直刺 0.8～1.2 寸。治绞肠痧可以本穴配合委中刺血。

【附注】本穴为手太阴肺经的合穴。

（六）孔最（《针灸甲乙经》）

【部位】手太阴之郄，去腕 7 寸。（《针灸甲乙经》）

【取法】正坐仰掌，以太渊、尺泽连线作 12 寸为标准，自太渊至尺泽量 7 寸是穴。

【主治】感冒、吐血、咯血、咽喉肿痛、失音、热病汗不出、咳逆、头痛、肘臂冷痛。

【治法】针 1～1.5 寸，灸 3～7 分钟。

【附注】孔最为手太阴肺经的郄穴。

（七）列缺（《灵枢·经脉》）

【部位】手太阴之络，去腕上 1 寸 5 分。（《针灸甲乙经》）

【取法】在桡骨茎突的上方。简便取穴为两虎口交叉，当食指尖到达的凹陷中是穴。

【主治】咳嗽、气喘、感冒、痰多、喉痹、善笑、精出、健忘、遗尿、小便热痛、男子阴中疼痛、溺血、少气不足以息、偏正头痛、四肢暴肿、口噤不开、口眼㖞斜、中风半身不遂、尸厥、疟疾、自汗。

【治法】向肘部沿皮刺 0.5～1 寸。治遗尿多用埋针。

【附注】

1. 本穴为手太阴肺经的络穴。

2. 列缺为八脉交会穴之一，通于任脉。

（八）经渠（《灵枢·本输》）

【部位】在寸口陷者中。（《针灸甲乙经》）

【取法】仰掌，在桡骨茎突内缘，腕横纹上1寸，相当于关脉部位。

【主治】咳嗽、气喘、心痛、呕吐、喉痹、热病汗不出、胸痛、手腕痛、掌中热。

【治法】避开动脉进针0.3～0.5寸。

【附注】本穴为手太阴肺经之经穴。

（九）太渊（《灵枢·本输》）

【别名】大泉。(《备急千金要方》)

【部位】掌后陷者中，手太阴脉之所注也。(《针灸甲乙经》)

【取法】仰掌在腕横纹桡侧凹陷中取穴。相当于寸口部位。

【主治】喘不得息、身热汗不出、狂言、唾血嗌干、咳血、呕血、喉痹、胃痛、呕哕、噫气、偏正头痛、牙痛、无脉症、肩膺胸满痛、掌中热、疟疾。

【治法】进针避开桡动脉，刺入2分。治高血压头痛时，则可以针刺桡动脉，留针振动。

【附注】

1. 本穴为手太阴肺经的输穴。

2. 本穴又为肺经的原穴。如《灵枢·九针十二原》说："阳中之少阴肺也。其原出于太渊，太渊二。"

3. 太渊是八会穴之脉会穴。

（十）鱼际（《灵枢·本输》）

【部位】在手大指本节后内侧散脉中。(《针灸甲乙经》)

【取法】仰掌，第一掌骨中点，赤白肉际。

【主治】咳嗽、气喘、感冒、喉痹、唾血、失音不能言、笑、乳痈、牙痛、胸痛、胃痛、腹痛、呕吐、热病汗不出、遗尿。

【治法】针5～8分，灸3分钟。

【附注】鱼际是肺经的荥穴。

（十一）少商（《灵枢·本输》）

【部位】在手大指端内侧，去爪甲如韭叶。（《针灸甲乙经》）

【取法】在拇指桡侧爪甲角旁1分取穴。

【主治】喉痹肿痛、鼻衄、感冒、中风昏迷、中暑、癫狂、咳嗽、气喘、痰多、疟疾、自汗、呕吐、食不下、手指麻木疼痛。

【治法】喉痹等一般用三棱针刺血；癫狂，重灸；鼻衄重灸少商。

【附注】

1.治癫狂可固定双少商，用大艾炷灸，别名鬼眼穴。

2.《铜人腧穴针灸图经》以三棱针刺之，微出血，泻诸脏热溱。唐刺史成君绰，忽腮颔肿大如升，喉中闭塞，水粒不下三日，甄权针之立愈，不宜灸。

3.本穴为肺经井穴。

二、功用归纳

手太阴肺经，具有宣肺解表，止咳平喘，清肃肺经，调理肺气，调理脾胃，泻热止痛，泻热解毒，宁心安神，醒脑开窍，息风镇静，通经活络等功用，小结于后：

（一）宣肺解表，止咳平喘

1.咳嗽：中府、云门、天府、侠白、尺泽、孔最、列缺、经渠、太渊、鱼际、少商。

2.气喘：中府、云门、天府、尺泽、列缺、经渠、太渊、鱼际、少商。

3. 感冒：尺泽、列缺、鱼际、少商、孔最。

（二）清肃肺金

1. 咯血：鱼际、太渊、孔最、尺泽、中府。

2. 衄血：少商、尺泽、天府。

3. 吐血：鱼际、太渊、孔最、尺泽。

4. 尿血：列缺。

（三）调理肺气

1. 短气：鱼际、尺泽、侠白、中府。

2. 咳逆：鱼际、太渊、经渠、列缺、孔最、尺泽、天府、云门、中府。

3. 噫气：太渊。

4. 胸胀满：太渊、尺泽、天府、云门、中府。

（四）调理脾胃

1. 心痛呕吐：少商、鱼际、经渠、中府。

2. 呕吐腹泻：尺泽。

3. 腹痛不食：少商、鱼际、云门。

4. 胃痛：鱼际、太渊、尺泽、侠白。

5. 痰多：列缺、尺泽、天府、中府。

（五）泻热止痛

1. 偏头痛：太渊、列缺、孔最。

2. 牙痛：鱼际、太渊、列缺。

3. 咽喉痛：少商、鱼际、太渊、经渠、列缺、孔最、尺泽、云门、中府。

4. 胸痛：鱼际、太渊、经渠、尺泽、云门、中府。

（六）泻热解毒，软坚散结

1. 乳痈：少商、鱼际、尺泽、中府。

2. 瘿瘤：天府、云门。

3. 绞肠痧：少商、尺泽。

4. 疟疾：少商、太渊、尺泽。

（七）宁心安神，醒脑开窍，息风镇静

1. 悲泣谵语：天府。

2. 善笑：鱼际、太渊、列缺、尺泽。

3. 痫：少商、列缺。

4. 癫疾：尺泽。

5. 狂：鱼际、太渊、少商。

6. 健忘：列缺。

7. 眩晕：天府。

8. 痉：鱼际。

9. 失眠：太渊。

10. 尸厥：列缺。

11. 嗜卧：天府。

12. 惊风：少商、列缺。

13. 中暑昏迷：少商。

14. 中风：列缺、天府。

（八）通经活络

1. 无脉症：太渊。

2. 口眼㖞斜：列缺。

（九）其他

1. 遗尿：鱼际、列缺、中府。

2. 自汗：少商、列缺。

3. 目翳：太渊。

4. 失音：鱼际、孔最。

第二节　手阳明大肠经（20穴）

一、腧穴各论

（一）商阳（《灵枢·本输》）

【别名】绝阳。(《针灸甲乙经》)

【部位】在手大指次指内侧，去爪甲如韭叶。(《针灸甲乙经》)

【取法】在食指桡侧距爪甲角后1分许取穴。

【主治】中风、中暑、热病、咽喉肿痛、齿痛、耳鸣耳聋、目盲、咳喘、颐肿、疟疾、肢肿麻木。

【治法】针入1分或用三棱针刺血，亦可用灸法。

【附注】本穴为大肠经井穴。

（二）二间（《灵枢·本输》）

【别名】间谷。(《针灸甲乙经》)

【部位】在手大指次指本节前内侧陷者中。(《针灸甲乙经》)

【取法】在第二掌指关节前桡侧陷中，握拳取穴。

【主治】牙痛、喉痹、目疾、热病、鼽衄、颔肿、嗜卧、食欲不振、肩臂臑痛、手指麻木。

【治法】刺入2～3分，灸3～5分钟。

【附注】手阳明大肠经的荥穴。

（三）三间（《灵枢·本输》）

【别名】少谷。(《针灸甲乙经》)

【部位】在手大指次指本节后，内侧陷者中。(《针灸甲乙经》)

【取法】在食指桡侧第二掌骨小头之后方，握拳取穴。

【主治】齿痛、咽喉肿痛、目痛、身热、喘息、疟疾、嗜卧，胸满肠鸣。

【治法】刺入2～3分，灸5～7分钟。

【附注】手阳明大肠经的输穴，所注为输。

（四）合谷（《灵枢·本输》）

【别名】虎口。(《针灸甲乙经》)

【部位】在手大指歧骨之间。(《灵枢·本输》)

【取法】在第一、二掌骨之间，约当第二掌骨桡侧之中点取穴。或以一手的拇指指骨关节横纹，放在另一手的拇食指之间的蹼缘上，当拇指尖尽处是穴。

【主治】头痛、头面肿、面瘫、火眼、目翳、鼻血、鼻渊不闻香臭、牙痛、牙关紧闭、耳鸣耳聋、目眩、半身不遂、惊风、破伤风、尸厥、胃痛、腹痛、腹泄、痢疾、便秘、疟疾、口舌生疮、疥癣、瘾疹、疔疮、发热、无汗、自汗、多汗、月经不调、死胎、缺乳、难产、无脉症。

【治法】直刺5～8分，灸3～7分钟。

【附注】

1. 合谷为大肠经原穴。

2. 孕妇禁针灸。

（五）阳溪（《灵枢·本输》）

【别名】中魁。（《针灸甲乙经》）

【部位】阳溪在两筋间，陷者中也。（《灵枢·本输》）

【取法】在腕关节桡侧凹陷部，取穴时大拇指向上翘起，当拇长短伸肌腱之间陷凹中取穴。

【主治】中风、头痛、耳鸣、耳聋、鼻衄、齿痛、火眼、疟疾、癫疾、喉痹、呕吐、肠澼、咳嗽、胸痛、腕关节肿痛。

【治法】直刺5～7分，灸3～5分钟。

【附注】阳溪是大肠经的经穴。

（六）偏历（《灵枢·经脉》）

【部位】在腕后3寸。（《针灸甲乙经》）

【取法】侧腕屈肘，位于阳溪与曲池的连线上，阳溪上3寸。取穴时，两虎口交叉，当中指指尖到达之桡骨外侧凹陷中是穴。

【主治】鼻衄、齿痛、喉痹、耳鸣、耳聋、疟疾、癫疾多言、咳喘、短气、溏泻、小便不利、口僻、目䀮䀮、手臂麻木、痛疼。

【治法】针3～5分，灸3～7分钟。

【附注】本穴为大肠经络穴。

（七）温溜（《针灸甲乙经》）

【别名】逆注、蛇头（《针灸甲乙经》），池头（《针灸大成》）。

【部位】从偏历穴上3寸。（《医宗金鉴》）

【取法】侧拳屈肘，在阳溪上5寸，当阳溪与曲池的连线上取穴。

【主治】头痛、口齿痛、喉痹、腹痛、口喎、疟疾、癫疾狂吐涎、肠鸣、痢疾、面肿、肩不举。

【治法】针入3～5分，灸3～7分钟。

【附注】本穴为大肠经的郄穴。

（八）下廉（《针灸甲乙经》）

【部位】在辅骨下，去上廉1寸。（《针灸甲乙经》）

【取法】在阳溪与曲池的连线上，曲池下4寸。

【主治】头风、目痛、腹痛、眩晕、飧泄、食欲不振、流涎、喘息、乳痈、劳瘵、肘臂痛、上肢偏废无用。

【治法】针5～7分，灸3～7分钟。

（九）上廉（《针灸甲乙经》）

【部位】在三里下1寸。（《针灸甲乙经》）

【取法】在阳溪与曲池的连线上，曲池穴下3寸处。

【主治】肠鸣疰痛、食泄腹痛、头痛、喘息、胸痛、半身不遂、肩膊酸痛、手臂麻木。

【治法】针5～7分，灸3～7分钟。

（十）手三里（《针灸甲乙经》）

【部位】在曲池下2寸，按之肉起兑肉之端。（《针灸甲乙经》）

【取法】在阳溪与曲池的连线上，曲池穴下2寸。

【主治】齿痛、急性腰痛、中风口僻、腹痛吐泻、目疾、颊肿、瘰疬、扭伤、肩臂痛、麻木不仁、上肢不遂、失音。

【治法】针3～5分，灸3分钟。

（十一）曲池（《灵枢·本输》）

【部位】在肘外辅骨陷者中。（《灵枢·本输》）

【取法】屈肘时，当肘横纹外侧端凹陷处，当尺泽与肱骨外上髁之中点，屈肘取之。

【主治】热病、疔疮、瘾疹、疥癣、齿痛、耳鸣、目疾、喉痹、腹痛吐泻、癫腐吐舌、惊狂、喘咳、疟疾、胸满、中风半身不遂、瘰疬、头面颈肿、痿证、月经不调、肘臂疼痛麻木、眩晕。

【治法】针 0.8～1.5 寸，灸 3～7 分钟。

【附注】

1. 本穴为大肠经合穴。

2. 大肠经下合穴为上巨虚，属足阳明胃经，为治疗大肠腑证要穴。《灵枢·本输》说："复下三里三寸，为巨虚上廉，复下上廉三寸，为巨虚下廉也；大肠属上，小肠属下，足阳明胃脉也。"

（十二）肘髎（《针灸甲乙经》）

【部位】在肘大骨外廉陷者中。（《针灸甲乙经》）

【取法】屈肘，曲池穴外上方 1 寸，肱骨边缘。

【主治】嗜卧、痹证、肘关节肿痛、屈伸不利。

【治法】针 0.5～1 寸，灸 3～5 分钟。

（十三）五里（《灵枢·本输》）

【部位】在肘上 3 寸。（《针灸甲乙经》）

【取法】以肘屈直，在曲池与肩髃连线上，当曲池穴上 3 寸取穴。

【主治】痎疟、心下胀满痛、吐血便血咳嗽、瘰疬、肘臂痛、目视䀮䀮。

【治法】针 5～8 分，灸 5 分钟。

（十四）臂臑（《针灸甲乙经》）

【部位】在肘上 7 寸腘肉端。（《针灸甲乙经》）

【取法】在曲池与肩髃穴的连线上，曲池穴上 7 寸，当三角肌下缘。

【主治】臂痛、五十肩、痹证、痿证、瘰疬、目疾。

【治法】针 0.8～1.5 寸。

（十五）肩髃（《针灸甲乙经》）

【别名】中肩井，肩偏（《针灸大成》）。偏肩（《类经图翼》）。

【部位】在肩端两骨间。（《针灸甲乙经》）

【取法】三角肌上部，肩峰与肱骨大结节之间，上臂外展平举时肩前呈凹陷处。

【主治】五十肩、肩臂痛、中风上肢不遂、痿证、诸瘿气、风热瘾疹、瘰疬、痹证上肢疼痛。

【治法】针 0.5～1 寸，灸 10～15 分钟。

（十六）巨骨（《素问·气府论》）

【部位】在肩端上行两叉骨间陷者中。（《针灸甲乙经》）

【取穴】在肩端上，锁骨肩峰端与肩胛冈之间凹陷部取穴。

【主治】吐血、惊痫、肩背痛、瘰疬、瘿气、肩关节扭伤、五十肩。

【治法】针 5～7 分，灸 3～5 分钟。

（十七）天鼎（《针灸甲乙经》）

【部位】在缺盆上，直扶突，气舍后 1 寸 5 分。（《针灸甲乙经》）

【取法】正坐仰靠，在颈侧部扶突下两横指，当胸锁乳突肌的后缘取穴。

【主治】咽喉肿痛、暴喑、瘰疬、瘿气、落枕、中风上肢不遂。

【治法】卧床针 5～8 分，灸 10 分钟。

（十八）扶突（《灵枢·寒热病》）

【别名】一名水穴。（《铜人腧穴针灸图经》）

【部位】在人迎后 1 寸 5 分。（《针灸甲乙经》）

【取法】结喉旁开 3 寸取穴。

【主治】咳嗽、气喘、喉中水鸡声、喉痹、瘰疬、暴喑、落枕。

【治法】针 5 ~ 8 分，采用卧床针，以预防晕针。

（十九）和髎（《针灸甲乙经》）

【别名】长频。（《针灸大成》）

【部位】在直鼻孔下，水沟穴旁 5 分。（《针灸甲乙经》）

【取法】水沟穴旁开 0.5 寸。

【主治】衄衃、鼻塞不闻香臭、口僻、尸厥、鼻疮息肉。

【治法】针 3 分，灸 5 ~ 10 分钟。

（二十）迎香（《针灸甲乙经》）

【别名】冲阳。（《针灸甲乙经》）

【部位】在和髎上，鼻下乳旁。（《针灸甲乙经》）

【取法】在与鼻翼外缘中点平齐的鼻唇沟里取穴。

【主治】感冒鼻塞、鼻渊、衄衃、口㖞、面痒、目赤肿痛、绕脐痛、面痛。

【治法】针 3 分，亦可迎香透四白 5 ~ 8 分。

二、功用归纳

手阳明大肠经具有泻阳明热（镇痛、明目、解毒、解热、清暑、聪耳、止血）；调理脾胃（镇痛、止吐泻、降腑气、其他）；宣肺理气（止咳平喘，宣肺解表）；息风镇静；急救；通经活络等功用，小结于后：

（一）泻阳明热

1. 镇痛

（1）头痛：合谷，阳溪，温溜，下廉，上廉。

（2）咽喉痛：商阳，二间，三间，合谷，阳溪，偏历，温溜，曲池，天鼎，扶突。

（3）牙痛：商阳，二间，三间，合谷，阳溪，偏历，温溜，三里，曲池。

（4）胸痛：上廉。

（5）心下满痛：肘髎。

（6）腰痛：合谷，手三里。

（7）痹证：肘髎，臂臑，肩髃。

2. 明目

（1）火眼：二间，合谷，阳溪，手三里，曲池，臂臑。

（2）目痛：三间，合谷，阳溪，下廉。

（3）目䀮䀮：偏历，五里。

（4）目翳：合谷。

（5）目盲：商阳。

（6）目黄：二间。

3. 清热解毒，软坚散结

（1）疔疮：合谷，曲池。

（2）瘾疹：合谷，曲池，肩髃。

（3）疥癣：合谷，阳溪，曲池。

（4）全身生疮：合谷，曲池。

（5）口舌生疮：合谷。

（6）乳痈：下廉。

（7）疟腮：合谷。

（8）破伤风：合谷。

（9）瘰疬：五里，手三里，臂臑。

（10）瘿瘤；肩髃，巨骨，天鼎。

（11）痢疾：合谷，温溜。

4. 清热解暑，清热息风

（1）中暑：商阳。

（2）热病：商阳，二间，三间，曲池。

（3）发热无汗：合谷，阳溪。

（4）高热抽搐：商阳，合谷，曲池。

（5）疟疾：商阳，三间，合谷，阳溪，偏历，温溜，五里，曲池。

5. 开窍聪耳

（1）耳鸣耳聋：商阳，合谷，阳溪，偏历。

（2）耳痛：曲池。

6. 泻热止血

（1）鼻衄：二间，合谷，阳溪，偏历，和髎，迎香。

（2）吐血：肘髎，五里，巨骨。

（3）便血：下廉。

（二）调理脾胃

1. 镇痛

（1）腹痛：合谷，温溜，下廉，手三里，曲池。

（2）胃痛：合谷。

（3）绕脐痛：迎香。

（4）肠鸣腹痛：温溜。

2. 止吐泻

（1）呕吐：合谷，阳溪，手三里，曲池。

（2）泄泻：合谷。

（3）溏泻：偏历。

（4）飧泄：下廉。

3. 降腑气

便秘：合谷。

4. 其他

（1）胸胀：商阳，三间，合谷，阳溪，曲池。

（2）食欲不振：二间，下廉，天鼎。

（3）流涎：下廉，温溜。

（三）宣肺理气

1. 止咳平喘

（1）咳嗽：商阳，三间，合谷，阳溪，偏历，下廉。

（2）气喘：商阳，三间，上廉，曲池，肘髎，扶突。

（3）咳逆上气：商阳，扶突。

2. 宣肺解表

（1）感冒：合谷，迎香。

（2）短气：偏历。

（3）失音：合谷，手三里，天鼎，扶突。

（4）鼻渊：合谷，迎香。

（5）鼻塞不闻香臭：合谷，和髎，迎香。

（6）喉中水鸡声：扶突。

（7）鼻息肉：和髎。

（四）息风镇静，醒脑开窍

1.癫疾：阳溪，偏历，温溜，曲池。

2.狂言喜笑：合谷，阳溪，温溜，下廉，曲池。

3.惊风：合谷，曲池，巨骨。

4. 眩晕：合谷，下廉。

5. 牙关紧闭：合谷。

6. 瘰疬：曲池。

7. 心烦：合谷。

8. 中风：商阳，合谷，手三里，阳溪，曲池，肩髃，天鼎。

（五）急救（醒脑开窍，催生下胎）

1. 尸厥：和髎，合谷。

2. 死胎：合谷。

3. 难产：合谷。

（六）通经活络

1. 半身不遂：上廉，下廉。

2. 口喎：合谷，二间，偏历，温溜，和髎，迎香。

3. 痿证：合谷，曲池，肩髃。

4. 无脉证：合谷。

5. 肩扭伤：巨骨。

6. 急性腰扭伤：手三里。

7. 五十肩：臂臑，肩髃，巨骨。

8. 腕关节肿痛：阳溪。

9. 肩不举：温溜。

10. 落枕：天鼎，扶突。

11. 头面肿：合谷，曲池，迎香。

（七）其他

1. 小便不利：偏历。

2. 劳瘵：下廉。

3. 面痒：迎香。

4. 颐肿：商阳，二间，手三里。

5. 颈肿：曲池。

6. 月经不调：合谷，曲池。

7. 乳难：合谷。

8. 嗜卧：二间，三间，肘髎。

第三节　足阳明胃经（45穴）

一、腧穴各论

（一）承泣（《针灸甲乙经》）

【别名】一名鼷，一名面髎（《针灸甲乙经》）。面髎、鼷穴（《类经图翼》）。

【部位】在目下7分，直瞳子。（《针灸甲乙经》）

【取法】目正视，瞳孔直下，当眶下缘与眼球之间取穴。

【主治】赤肿痛、目痒、流泪、夜盲、近视、远视、目眈眈、口眼㖞斜、眼睑眴动。

【治法】病人仰靠位，闭目，消毒后，医生用左拇指将眼球向上轻推固定，右手将一寸半针针入5～10分，不捻转提插，得气后出针，并用消毒干棉球压1分钟，以预防出血。

（二）四白（《针灸甲乙经》）

【部位】在目下1寸。（《针灸甲乙经》）

【取法】在眶下孔凹陷部，正对瞳子。

【主治】目赤肿痛、目翳、近视、流泪、目眩、眼睑眴动、口眼㖞

巴蜀名医遗珍系列丛书

斜、头面肿痛。

【治法】用细毫针直刺 3～5 分或向迎香透 0.5～1.0 寸。

【附注】本穴为足阳明、阳跷、任脉之会。(《针灸甲乙经》)

(三) 巨髎 (《针灸甲乙经》)

【部位】在夹鼻孔旁 8 分，直瞳子。(《针灸甲乙经》)

【取法】在四白直下方，与鼻翼下缘平齐，相当于鼻唇沟的外侧取穴。

【主治】眼睑瞤动、目睆睆、鼻衄、鼻塞清涕、青盲、白翳、齿痛、口眼㖞斜。

【治法】针 3～5 分。

【附注】本穴为足阳明、阳跷之会。(《针灸甲乙经》)

(四) 地仓 (《针灸甲乙经》)

【别名】一名会维。(《针灸甲乙经》)

【部位】夹口旁 4 分。(《针灸甲乙经》)

【取法】在口角外侧延长线与巨髎直下垂线相交处取穴。

【主治】口眼㖞斜、流涎、口舌生疮、眼睑瞤动、面颊肿、牙关紧闭、齿痛、三叉神经痛。

【治法】治疗口眼㖞斜时，多采用地仓透颊车，留针振动，10～20 分钟后出针。新病时，患侧用补法，健侧和远端取穴用泻法。

【附注】本穴为手足阳明、阳跷之会。(《针灸甲乙经》)

(五) 大迎 (《素问 · 气府论》)

【别名】一名髓孔。(《针灸甲乙经》)

【部位】在曲颔前 1 寸 3 分，骨陷者中动脉。(《针灸甲乙经》)

【取法】在下颌角前凹陷部，咬肌附着部前缘，闭口鼓气时，出现一沟形凹陷，于凹陷之下端取穴。

【主治】牙关紧闭、口㖞、颊肿、齿痛、牙关脱臼、瘰疬、瘿瘤、目不闭、眼睑瞤动、癫疾。

【治法】针3～6分，可向颊车、颧髎方向透穴。

（六）颊车（《灵枢·经脉》）

【别名】牙车（《灵枢·动输》）。机关、曲牙（《针灸大成》）。

【部位】在耳下曲颊端陷者中，开口有孔。（《针灸甲乙经》）

【取法】在下颌角的前上方，咬肌附着部，上下齿咬紧时出现肌肉隆起，压之有凹陷处取穴。亦可在耳垂前下八分取穴。

【主治】中风口眼㖞斜、颊肿齿痛、牙关紧闭、面痛、失音、落枕、牙关脱臼、流涎。

【治法】针3～8分。面瘫临床常取颊车透地仓。

（七）下关（《灵枢·本输》）

【部位】在客主人下耳前，动脉下空下廉，合口有孔，张口即闭。（《针灸甲乙经》）

【取法】在颧弓下缘凹陷中，当下颌骨髁状突之前方，闭口取之。

【主治】耳鸣耳聋、中耳炎、齿痛、面瘫、牙关开合不利、面颊肿、牙车脱关、目疾。

【治法】针0.5～1.5寸。

（八）头维（《针灸甲乙经》）

【部位】在额角发际，侠本神两旁各1寸5分（实际上为神庭旁开4.5寸）。

【取法】在额角发际直上0.5寸取穴。

【主治】头痛、目疾、眼睑瞤动、呕吐、面痒、面痛、喘逆烦满。

巴蜀名医遗珍系列丛书

【治法】针 3～5 分。治偏头痛可以透率谷并埋针固定。

【附注】

1. 本穴为足少阳、阳明、阳维之会。

2. 两头维之间作 9 寸计算。

（九）人迎（《灵枢·本输》）

【别名】天五会（《针灸甲乙经》）。五会（《针灸大成》）。

【部位】颈侧之动脉人迎。（《灵枢·寒热病》）

【取法】平结喉，在颈动脉之后，胸锁乳突肌前缘取穴。

【主治】头痛、咽喉肿痛、喘息、瘰疬、瘿气、食物难下、失音、结喉上下移动。

【治法】仰卧位，避开动脉直刺 0.5～1.0 寸。

【附注】本穴为足阳明、少阳之会。

（十）水突（《针灸甲乙经》）

【别名】水门。（《针灸甲乙经》）

【部位】在颈大筋前，直人迎下，气舍上。（《针灸甲乙经》）

【取法】在人迎与气舍之间，胸锁乳突肌前缘取之。

【主治】咽喉肿痛、喘咳、短气、瘰疬。

【治法】仰卧位，针 0.5～1.0 寸，避开动脉。

（十一）气舍（《针灸甲乙经》）

【部位】在颈直人迎下夹天突陷者中。（《针灸甲乙经》）

【取法】人迎直下，胸骨内侧端之上缘，在胸锁乳突肌的胸骨头与锁骨头之间取定。

【主治】咽喉肿痛、喘咳、呃逆、瘿气瘰疬、肩肿、落枕。

【治法】仰卧针 2～5 分。

（十二）缺盆（《素问·气府论》）

【别名】天盖。（《针灸甲乙经》）

【部位】在肩上横骨陷者中。（《针灸甲乙经》）

【取法】在锁骨中线锁骨上窝中点取穴。

【主治】咳嗽、气喘、咽喉肿痛、缺盆中痛、瘰疬、肩痛引项、腰痛、咯血。

【治法】针2～3分。亦可用灸法。

（十三）气户（《针灸甲乙经》）

【部位】在巨骨下俞府两旁各2寸陷者中。（《针灸甲乙经》）

【取法】在锁骨下缘，前正中线旁开4寸取穴。实际上是在锁骨中线锁骨下缘取穴。

【主治】气喘、胸胁胀满、上气咳逆、呃逆、吐血、胁肋痛、胸背痛。

【治法】针2～4分。以下胸部穴位，均不应深刺。针感不明显时，可沿肋间横刺，但不宜针向胁缘。

（十四）库房（《针灸甲乙经》）

【部位】在气户下1寸6分陷者中。（《针灸甲乙经》）

【取法】在乳中线（锁骨中线）第一肋间隙取穴。

【主治】气喘、咳嗽、胸胁痛、咳唾脓血。

【治法】针2～4分。可灸。

（十五）屋翳（《针灸甲乙经》）

【部位】在库房下1寸6分。（《针灸甲乙经》）

【取法】在锁骨中线第二肋间隙取穴。

【主治】咳嗽、气喘、痰多、胸痛、吐脓血、乳痈。

【治法】针 2～4 分，可灸。

（十六）**膺窗**（《针灸甲乙经》）

【部位】在屋翳下 1 寸 6 分。（《针灸甲乙经》）

【取法】在锁骨中线第三肋间隙取穴。

【主治】咳嗽、气喘、短气、胸胁胀痛、乳痈、胸痹。

【治法】针 2～4 分，可灸 3～5 分钟。

（十七）**乳中**（《针灸甲乙经》）

【部位】乳头正中。

【取法】二穴当乳是，去中行 4 寸。（《铜人腧穴针灸图经》）

【主治】乳痈红肿疼痛、胸痛、胎衣不下。

【治法】只灸不针，亦可热敷拔罐。

【附注】

1. 刺乳上，中乳房，为肿根蚀。（《素问·刺禁论》）

2. 禁：不可灸刺。（《备急千金要方》）

（十八）**乳根**（《针灸甲乙经》）

【部位】在乳下 1 寸 6 分陷者中。（《针灸甲乙经》）

【取法】在锁骨中线第五肋间隙取穴。

【主治】缺乳、胸痛、胸闷、乳痈、咳嗽、气喘、霍乱转筋、食欲不振、噎膈、咯血。

【治法】针 3～5 分。

（十九）**不容**（《针灸甲乙经》）

【部位】在幽门旁开 1 寸 5 分，去任脉 2 寸。（《针灸甲乙经》）

【取法】任脉脐上 6 寸，巨厥旁开 2 寸取穴。以下胃经各穴均在前正中线旁开 2 寸取穴。

【主治】腹胀、胃痛、呕吐、食欲不振、呕血、心痛、胁痛、咳嗽。

【治法】针5～8分。本穴不宜深刺，以免刺伤内脏。

（二十）承满（《针灸甲乙经》）

【部位】在不容下1寸。（《针灸甲乙经》）

【取法】在脐上5寸，上脘旁开2寸取穴。

【主治】胃痛、呕吐、腹胀、泄泻、胁痛食欲不振、吐血、肠鸣、上气喘逆。

【治法】针5～8分。宜采用仰卧位，以下各腹部穴位相同。

（二十一）梁门（《针灸甲乙经》）

【部位】在承满下1寸。（《针灸甲乙经》）

【取法】在脐上4寸，中脘旁开2寸取穴。

【主治】胃痛、呕吐、便溏、食欲不振、完谷不化、腹痛、胸胁痛。

【治法】针5～8分。

（二十二）关门（《针灸甲乙经》）

【部位】在梁门下，太乙上。（《针灸甲乙经》）

【取法】在脐上3寸，建里旁开2寸取穴。

【主治】腹胀、腹痛、肠鸣、泄泻、食欲不振、水肿、遗尿、痢疾。

【治法】针5～8分。

（二十三）太乙（《针灸甲乙经》）

【部位】在关门下1寸。（《针灸甲乙经》）

【取法】脐上2寸，下脘旁开2寸取穴。

【主治】胃痛、食欲不振、心烦、癫狂。

【治法】针5～8分。

（二十四）滑肉门（《针灸甲乙经》）

【部位】在太乙下1寸。（《针灸甲乙经》）

【取法】在脐上1寸，水分穴旁开2寸取穴。

【主治】癫狂、胃病、呕吐。

【治法】刺入5～8分。

（二十五）天枢（《针灸甲乙经》）

【别名】长溪，谷门。（《针灸甲乙经》）

【部位】去肓俞1寸5分，侠脐旁各2寸陷者中。（《针灸甲乙经》）

【取法】在神阙旁开2寸取穴。

【主治】疟疾、痢疾、腹痛、腹泻、五更泻、便溏、肠鸣、腹张、绕脐痛、肠痈、呕吐、便秘、不思食、气喘、上气咳逆、月经不调、痛经、崩漏、带下、水肿、头面肿、吐血、奔豚、疝气。

【治法】针入1.0～1.5寸，灸5～10分钟。

【附注】天枢为大肠之募穴。

（二十六）外陵（《针灸甲乙经》）

【部位】在天枢下，大巨上。（《针灸甲乙经》）

【取法】在脐下1寸，阴交穴旁开2寸取穴。

【主治】腹痛、疝气、月经不调。

【治法】刺入5～8分。

（二十七）大巨（《针灸甲乙经》）

【别名】液门。（《针灸甲乙经》）

【部位】在长溪（天枢）下2寸。（《针灸甲乙经》）

【取法】脐下2寸，石门旁开2寸取穴。

【主治】小腹胀满作痛、消化不良、小便不利、疝气、遗精、早泄、善惊、心悸。

【治法】针入 5～8 分。

（二十八）水道（《针灸甲乙经》）

【部位】在天枢下 3 寸。

【取法】在脐下 3 寸，关元穴旁开 2 寸取穴。

【主治】小腹胀满疼痛、腹痛引腰、疝气、小便不利、月经不调、痛经。

【治法】针入 1～2 寸。

（二十九）归来（《针灸甲乙经》）

【别名】溪穴。（《针灸甲乙经》）

【部位】水道下 1 寸。（《折衷》）

【取法】天枢直下 4 寸，中极旁开 2 寸取穴。

【主治】腹痛、疝气、经闭、痛经、阴挺、白带、月经不调、阴冷肿痛。

【治法】针 5～8 分。

（三十）气冲（《针灸甲乙经》）

【别名】气街。（《铜人腧穴针灸图经》）

【部位】在归来下，鼠鼷上 1 寸，动脉应手。（《针灸甲乙经》）

【取法】任脉曲骨旁开 2 寸，天枢下 5 寸。

【主治】月经不调、痛经、带下、乳难、不孕、外阴肿痛、疝气、胎产诸疾、腹痛肠鸣、阳痿、腰痛控睾、前阴作痛、脱肛、小便不利、水肿。

【治法】针入 3～5 分。

（三十一）髀关（《针灸甲乙经》）

【部位】在膝上，伏兔后交分中。（《针灸甲乙经》）

【取法】在髂前上棘与髌骨外缘的连线上，平臀沟承扶穴处取穴。

【主治】中风下肢不遂、痿证、痹证、腹痛、腰痛、筋急不得屈伸。

【治法】针1～2寸，灸3～5分钟。

（三十二）伏兔（《针灸甲乙经》）

【部位】在膝上6寸起肉间。（《针灸甲乙经》）

【取法】在髂前上棘与髌骨外缘的连线上，髌骨上6寸取穴（以髀枢至膝中作19寸计算）。

【主治】中风下肢不遂、痿证足痿无用、痹证、下肢麻木疼痛、腰痛、疝气、脚气。

【治法】针1～2寸，灸5～10分钟。

（三十三）阴市（《针灸甲乙经》）

【别名】阴鼎。（《针灸甲乙经》）

【部位】在膝上3寸，伏兔下。（《针灸甲乙经》）

【取法】屈膝，在髂前上棘与髌骨外缘的连线上，髌骨外缘上3寸取穴。

【主治】中风下肢不遂、痿证下肢无用、痹证膝关节肿痛、屈伸不利、腰痛、腹胀腹痛、疝气、水肿。

【治法】针入1.0～1.5寸，灸5～10分钟。

（三十四）梁丘（《针灸甲乙经》）

【部位】在膝上2寸。（《针灸甲乙经》）

【取法】在阴市直下1寸取穴。

【主治】胃痛、乳痈、中风下肢不遂、痿证、痹证膝关节红肿疼痛、膝关节冷痛。

【治法】针 0.5～1.0 寸，灸 3～5 分钟。

【附注】本穴为足阳明之郄穴。

（三十五）**犊鼻**（《素问·气穴论》）

【部位】在膝髌下胻上，夹解大筋中。（《针灸甲乙经》）

【取法】屈膝时髌骨下缘，髌韧带外侧缘取穴。

【主治】痹证膝关节红肿疼痛、冷痛、屈伸不利、鹤膝风、下肢麻木、脚气。

【治法】针 1.0～2.0 寸，灸 5～10 分钟。

【附注】针犊鼻穴时，穴位和针具都必须严格进行消毒，以预防感染。同时针刺时必须保持膝关节用针时的体位固定，否则易发生弯针、折针、滞针。对风寒湿痹可以采用温针或大面积灸法。

（三十六）**足三里**（《灵枢·本输》）

【别名】下陵（《灵枢·本输》）；鬼邪（《备急千金要方》）。

【部位】膝下 3 寸，胻骨外三里也。（《灵枢·本输》）

【取法】犊鼻穴下 3 寸，胫骨前嵴外一横指处取穴。坐位则采用屈膝成 90°取穴。卧位则伸膝放平取穴。

【主治】胃痛、咽喉痛、腹痛、腰痛、面痛、牙痛、腹胀、呕吐、肠痈、腹泻、肠鸣、便秘、痢疾、不思食、恶闻食臭、完谷不化、疳积、中风下肢不遂、癫狂痫、眩晕、失眠、心悸、面瘫、面肌痉挛、气喘、咳嗽、月经不调、小便不利、水肿、乳痈、疔疮、瘰疬、全身生痛、热病、黄疸、咯血、脚气、痿证下肢无用、痹证下肢不仁、疼痛麻木、颈肿、诸虚百损、踝膝关节肿痛。

【治法】针 1.0～1.5 寸，灸 5～10 分钟。本穴常灸重灸可以增进食欲。化脓灸可以治愈消化系慢性疾病。

【附注】

1. 足三里为足阳明胃经合穴。

2. 足三里为全身强壮穴之一。

（三十七）上巨虚（《灵枢·本输》）

【别名】巨虚上廉。（《灵枢·本输》）

【部位】复下三里3寸。（《灵枢·本输》）

【取法】在足三里直下3寸取穴。

【主治】腹痛、胸胁痛、痢疾、肠鸣、腹胀、消化不良、泄泻、便秘、肠痈、中风下肢不遂、痿证足痿无用、痹证下肢酸麻胀肿痛、脚气、水肿、气喘、上气咳逆。

【治法】针入0.8～1.5寸。

【附注】本穴为大肠经的下合穴，主治大肠腑病。

（三十八）条口（《针灸甲乙经》）

【部位】条口在下廉上1寸。（《备急千金要方》）

【取法】在膝眼下8寸，当犊鼻与解溪连线的中点取穴。

【主治】脘腹疼痛、中风下肢不遂、痿证、痹证下肢酸麻疼痛、足肿、转筋。

【治法】针5～8分，灸5～10分钟。

（三十九）下巨虚（《灵枢·本输》）

【部位】复下上廉3寸，为巨虚下廉也。（《灵枢·本输》）

【取法】在犊鼻与解溪的连线上，当犊鼻下9寸，条口下1寸取穴。

【主治】咽喉痛、腹痛便脓血、痢疾、乳痛、中风下肢不遂、痿证足痿无用、痹证下肢疼痛、腰脊痛、睾丸作痛、流涎。

【治法】针 0.5～1.0 寸，灸 5～7 分钟。

【附注】本穴为小肠经的下合穴，主治小肠腑疾病。

（四十）丰隆（《灵枢·经脉》）

【部位】去踝 8 寸。（《灵枢·经脉》）

【取法】在犊鼻与解溪连线之中点，条口穴外 1 寸取穴。

【主治】气喘、咳嗽、痰多、胸胁痛、腹痛、咽喉肿痛、面瘫、眩晕、头痛、头面肿、癫狂痫、中风昏迷痰多、半身不遂、痿证足痿无用、痹证下肢麻木疼痛、便秘、食欲不振、小便不利、尸厥、心烦。

【治法】针 0.5～1.0 寸，灸 5～10 分钟。

【附注】丰隆为足阳明之络穴。

（四十一）解溪（《灵枢·本输》）

【部位】上冲阳 1 寸 5 分，陷者中也。（《灵枢·本输》）

【取法】在足背与小腿交界的横纹中，当姆长伸肌腱与趾长伸肌腱之间取穴。

【主治】头痛、眩晕、癫疾瘈疭、腹胀、便秘、心悸失眠、疟疾、下肢痿痹、踝关节扭伤、红肿疼痛、不能开步、目疾、齿痛、风水、面目浮肿、上气咳逆、水肿、热病无汗、口中热痛。

【治法】针 0.5～1.0 寸。

【附注】解溪为足阳明之经穴。

（四十二）冲阳（《灵枢·本输》）

【别名】会原。（《针灸甲乙经》）

【部位】在足跗上 5 寸骨间动脉上，去陷谷 3 寸。（《针灸甲乙经》）

【取法】在解溪与内庭的连线上，内庭上 5 寸取穴。动脉应手，又叫跗阳脉。

【主治】中风口眼㖞斜、头面浮肿、上齿痛、癫狂、胃痛、腹胀、食欲不振、消化不良、足痿无力、足背红肿、瘿瘤、热病无汗、自汗、口中热痛。

【治法】针3分，避开足背动脉。

【附注】冲阳穴为足阳明之原穴。

（四十三）陷谷（《灵枢·本输》）

【部位】在足大趾次趾间，本节后陷者中，去内庭2寸。（《针灸甲乙经》）

【取法】在第二、三跖骨结合部之前凹陷中，内庭上2寸取穴。

【主治】面肿痛、目痛、胸胁痛支满、肠鸣腹痛、腹胀、足背肿痛、水肿。

【治法】刺入5分。

【附注】陷谷为足阳明经之输穴。

（四十四）内庭（《灵枢·本输》）

【部位】在足大趾次趾外间陷者中。（《针灸甲乙经》）

【取法】在足第二、三趾缝间，当第二跖趾关节前外方凹陷中取穴。

【主治】齿痛、咽喉痛、龂齿、口㖞、鼻衄、胃痛吐酸、腹痛腹胀、泻泄、痢疾、疟疾、热病无汗、足背肿痛、尸厥、中暑、目痛、气喘、水肿。

【治法】刺入3分。

【附注】本穴为足阳明经之荥穴。

（四十五）厉兑（《灵枢·本输》）

【部位】在足大趾次趾之端，去甲角如韭叶。（《针灸甲乙经》）

【取法】在第二趾外侧，距爪甲角1分许取穴。

【主治】衄衊、齿痛、口㖞、面肿、喉痹、腹胀、足胫寒冷、热病无汗、多梦、癫狂、尸厥、疟疾、黄疸、水肿、眩晕。

【治法】针入1分，实证用三棱针刺血。

【附注】厉兑为足阳明胃经之井穴。

二、功用归纳

根据本经生理，病候，在主治功用上，具有调理脾胃，调和气血，泻阳明热（止痛，宁神，明目，解毒，汗证），利湿消肿，止咳平喘，补中益气，醒脑开窍，强身保健，通经活络，祛风镇静等功用，小结于后：

（一）调理脾胃

1. 胃痛：内庭，冲阳，足三里，梁丘，不容，承满，梁门，太乙，滑肉门。

2. 腹痛：内庭，陷谷，丰隆，足三里，上巨虚，下巨虚，阴市，气冲，归来，水道，大巨，外陵，髀关，天枢，关门，梁门。

3. 呕吐：足三里，天枢，不容，承满，梁门，滑肉门，头维。

4. 泄泻：内庭，上巨虚，足三里，天枢，关门，承满，梁门。

5. 便秘：解溪，丰隆，上巨虚，足三里，天枢。

6. 食欲不振：内庭，冲阳，丰隆，足三里，天枢，不容，承满，梁门，关门，太乙，人迎。

7. 消化不良：冲阳，上巨虚，足三里，大巨。

8. 腹胀：厉兑，陷谷，冲阳，内庭，解溪，上巨虚，足三里，天枢，不容，承满，梁门。

9. 噎膈：乳根。

10. 流涎：下巨虚，颊车，地仓。

11. 痰多：丰隆，屋翳。

12. 绕脐痛：天枢。

13. 便溏：梁门。

14. 肠鸣：陷谷，上巨虚，足三里，气冲，天枢，承满。

15. 恶闻食臭：足三里。

（二）调和气血

1. 眩晕：厉兑，解溪，丰隆，足三里。

2. 呃逆：气舍，气户。

3. 疝气：足三里，伏兔，阴市，天枢，外陵，大巨，水道，归来，气冲。

4. 奔豚：天枢，大巨。

5. 便脓血：下巨虚，上巨虚，天枢。

6. 咯血：足三里，不容，乳根，缺盆，库房。

7. 吐血：气户，承满，不容，屋翳，天枢。

8. 经闭：归来。

9. 痛经：气冲，水道，归来，天枢。

10. 月经不调：足三里，天枢，水道，外陵，气冲。

11. 崩漏：天枢。

12. 缺乳：乳根，气冲。

（三）泻阳明热

1. 止痛

（1）头痛：头维，人迎，四白，丰隆，解溪。

（2）头面肿痛：厉兑，陷谷，冲阳，颊车，四白。

（3）牙痛：厉兑，内庭，冲阳，解溪，足三里，巨髎，颊车，下关，地仓，人迎。

（4）三叉神经痛：足三里，地仓，颊车，头维。

（5）咽喉肿痛：厉兑，内庭，下巨虚，足三里，丰隆，人迎，水突，缺盆，气舍。

（6）目痛：承泣，四白，人迎，头维，大迎。

2. 宁心安神，息风镇静

（1）癫：冲阳，解溪，丰隆，人迎，太乙，大迎，滑肉门。

（2）狂：厉兑，冲阳，丰隆，足三里。

（3）痫：足三里。

（4）失眠：足三里。

（5）心烦：解溪，丰隆，太乙。

（6）多梦：厉兑，足三里。

（7）瘈疭：解溪，屋翳，巨髎。

（8）痉：大迎，足三里。

（9）心悸：解溪，足三里，大巨。

（10）眩晕：解溪，丰隆，四白。

（11）惊风：下巨虚。

3. 明目

（1）目䀮䀮：承泣，巨髎，地仓。

（2）目赤：厉兑，陷谷，解溪，承泣，四白，巨髎，下关，头维。

（3）目泪：承泣，四白，头维。

（4）目翳：解溪，四白，巨髎。

（5）雀目：承泣，地仓。

4. 清热解毒，软坚散结

（1）乳痈：足三里，下巨虚，梁丘，屋翳，膺窗，乳根。

（2）口舌生疮：地仓。

（3）肠痈：陷谷，上巨虚，足三里，天枢。

（4）痢疾：天枢，上巨虚，内庭，关门，足三里。

（5）疔疮：足三里。

（6）瘰疬：足三里，大迎，缺盆。

（7）全身生疮：足三里。

（8）瘿气：冲阳，气冲，人迎，大迎。

（9）疟疾：厉兑，内庭，解溪，天枢。

（10）热病：陷谷，足三里。

（11）中暑：内庭。

（12）黄疸：厉兑，足三里。

（13）口中热痛：冲阳，解溪。

5. 汗证

（1）热病无汗：厉兑，内庭，冲阳，陷谷，解溪。

（2）自汗：冲阳。

（3）多汗：内庭。

（四）利湿消肿

1. 小便不利：丰隆，足三里，气冲，水道，大巨。

2. 水肿：厉兑，内庭，陷谷，解溪，上巨虚，足三里，气冲，阴市，天枢，关门。

3. 脚气：厉兑，上巨虚，梁丘，伏兔。

4. 脚肿：条口，内庭，陷谷，冲阳。

5. 面浮肿：解溪，下关，颊车，大迎，地仓，巨髎，厉兑，冲阳，丰隆，天枢，足三里。

（五）止咳平喘

1. 咳嗽：丰隆，足三里，缺盆，气户，库房，屋翳，膺窗，乳根。

2. 气喘：内庭，丰隆，上巨虚，足三里，人迎，水突，气户，库房，屋翳，乳根，不容，承满，天枢，头维。

3. 上气咳逆：解溪，上巨虚，天枢，水突，气舍，气户，库房，屋翳，乳根，承满。

4. 短气：阴市，水突，膺窗。

5. 清涕：巨髎。

6. 鼻塞：巨髎。

（六）补中益气

1. 阴挺：足三里，归来，

2. 胎衣不下：乳中。

3. 阳痿：气冲。

4. 遗精：大巨。

5. 早泄：大巨。

6. 脱肛：气冲。

7. 遗尿：关门。

8. 嗜卧：厉兑。

（七）醒脑开窍

1. 尸厥：厉兑，内庭，丰隆。

2. 中风：足三里，丰隆，颊车，厉兑。

3. 牙关紧闭：大迎，颊车，下关。

（八）强身保健

诸虚百损：足三里。

（九）通经活络

1. 口眼㖞斜：内庭，冲阳，丰隆，足三里，承泣，四白，巨髎，地仓，大迎，颊车。

2. 胸胁背痛：陷谷，丰隆，上巨虚，气户，不容，承满，库房，屋翳，乳根，梁门。

3. 心痛：不容。

4. 半身不遂：丰隆，条口，下巨虚，上巨虚，足三里，阴市，伏兔，髀关。

5. 痿证：解溪，条口，下巨虚，上巨虚，足三里，梁丘，阴市，伏兔，髀关。

6. 腰痛：下巨虚，足三里，伏兔，阴市，髀关，气冲。

7. 落枕：颊车，气舍。

8. 转筋：条口。

（十）祛风镇静

1. 眼睑瞤动：承泣，四白，巨髎，地仓，头维。

2. 面肌痉挛：足三里。

第四节　足太阴脾经（21穴）

一、腧穴各论

（一）隐白（《灵枢·本输》）

【部位】在足大趾内侧，去爪甲如韭叶。（《针灸甲乙经》）

【取法】在踇趾内侧甲角旁1分许取穴。

【主治】崩漏、月经过多、便血、吐血、尿血、衄血、腹胀、腹泻、癫狂、多梦、失眠、惊风、呕吐、不省人事、心烦、喘咳、食不下、尸厥、发热无汗。

【治法】针刺1分或用三棱针刺血。艾条灸3分钟。

【附注】脾经井穴。

（二）大都（《灵枢·本输》）

【部位】在足大趾本节后陷者中。（《针灸甲乙经》）

【取法】踇趾内侧第一跖趾关节前缘，赤白肉际取穴。

【主治】腹痛、胃痛、食不化、呕吐、呃逆、泄泻、热病无汗、心痛、烦闷、绕踝风、腰痛不可以俯仰、四肢肿痛、疟疾、尸厥。

【治法】针入3分。

【附注】脾经荥穴。

（三）太白（《灵枢·本输》）

【部位】在足大趾内侧核骨下陷者中。（《针灸甲乙经》）

【取法】在第一跖骨小头后缘，赤白肉际取穴。

【主治】胃痛、腹胀、食不下、食不化、肠鸣泄泻。痢疾、呕吐、便秘、便血、痔疮、身重、脚气、腰痛不可俛仰、厥心痛、痿证、胸胁胀切痛、咳嗽、热病。

【治法】针3～5分。

【附注】

1. 足太阴输穴。

2. 阴经无原，以输代原，太白又为脾经原穴。

（四）公孙（《灵枢·经脉》）

【部位】在足大趾本节后1寸。（《针灸甲乙经》）

【取法】在第一跖骨底的前缘，赤白肉际，约太白后1寸取穴。

【主治】胃痛、呕吐、肠鸣、泄泻、痢疾、腹痛、饮食不化、肠风下血、头面肿、脾咳脚气、疟疾、胎衣不下、癫狂、失眠。

【治法】针1.0～1.5寸。

【附注】

1.本穴为足太阴之络穴。

2.属八脉交会穴之一，通于任脉。

（五）商丘（《灵枢·本输》）

【部位】在足内踝下，微前陷者中。（《针灸甲乙经》）

【取法】内踝前下方凹陷中取穴。

【主治】腹鸣、腹胀、腹痛、泄泻、便秘、黄疸、食不化、舌本强痛、疝气、癫狂、惊风、头痛、踝关节红肿疼痛、阴股内痛。

【治法】针3～5分。

【附注】本穴为脾经经穴。

（六）三阴交（《针灸甲乙经》）

【部位】在内踝上3寸，骨下陷者中。（《针灸甲乙经》）

【取法】内踝尖上3寸，胫骨内侧面后缘取穴。简便取穴：约内踝尖上患者四横指（3寸）胫骨后缘取之。

【主治】肠鸣腹泻、腹胀腹痛、食少便溏、月经不调、崩漏、带下、阴挺、痛经、经闭、不孕、难产、胞衣不下、失眠、遗精、阳痿、阴茎痛、水肿、遗尿、小便不利、疝气、足痿、痹证、脚气、踝关节扭伤。

【治法】直刺1.0～2.0寸，艾条灸5～10分钟。

【附注】

1.本穴为足三阴之会穴。可主治足三阴病证。

2.孕妇禁针。

（七）漏谷（《针灸甲乙经》）

【别名】太阴络（《铜人腧穴针灸图经》）。

【部位】在内踝尖上6寸，骨下陷者中。（《针灸甲乙经》）

【取法】在三阴交上3寸，胫骨后缘取之。

【主治】肠鸣腹胀、小便不利、崩漏、带下、遗精、腨痛转筋、腿膝麻痹无用、踝肿痛。

【治法】针1.0～2.0寸，灸5～10分钟。

（八）地机（《针灸甲乙经》）

【别名】脾舍（《针灸甲乙经》）。

【部位】在膝下5寸。（《针灸甲乙经》）

【取法】在阴陵泉与内踝尖的连线上，阴陵泉下3寸取穴。

【主治】腹胀、腹痛、泄泻、痢疾、月经不调、痛经、小便不利、水肿、遗精、疝气、腨痛转筋、腰痛。

【治法】针1.0～2.0寸，灸5～10分钟。

【附注】本穴为脾经郄穴。

（九）阴陵泉（《灵枢·本输》）

【部位】在膝下内侧辅骨下陷者中。（《针灸甲乙经》）

【取法】在胫骨内侧辅骨下陷者中取穴，与胆经阳陵泉内外相对应。

【主治】腹胀、腹痛、泄泻、小便不利、小便失禁、遗尿、淋病、水肿、黄疸、腰痛、遗精、阴痛、失眠、膝关节肿痛。

【治法】针1.0～2.0寸。

【附注】本穴为足太阴经合穴。

（十）血海（《针灸甲乙经》）

【别名】百虫巢。（《类经图翼》）、

【部位】在膝髌上内廉，白肉际2寸5分。（《针灸甲乙经》）

【取法】屈膝，于髌骨内上方2寸取穴。

【主治】月经不调、痛经、经闭、崩漏、股内廉痛、湿疹、膝关节红肿痛、咳逆。

【治法】针1.0～1.5寸。

（十一）箕门（《针灸甲乙经》）

【部位】在鱼腹上，越两筋间，动脉应手。（《针灸甲乙经》）

【取法】在血海与冲门的连线上，血海穴上6寸取穴。

【主治】小便不利、遗尿、淋病、腹股沟及股内侧肿痛麻木、屈伸不利。

【治法】针1.0～2.0寸。

（十二）冲门（《针灸甲乙经》）

【别名】上慈宫（《针灸甲乙经》）。慈宫（《类经图翼》）。

【部位】上去大横5寸，在府舍下，横骨两端，约纹中动脉。（《针灸甲乙经》）

【取法】曲骨穴旁开3.5寸。

【主治】腹痛、泄泻、疝气、带下、崩漏、痔疮、小便不利、胎气上冲。

【治法】针0.5～1.5寸。

【附注】

1.本穴为足太阴厥阴之会。

2. 下腹部取穴，以脐中至曲骨作 5 寸为标准。

（十三）府舍（《针灸甲乙经》）

【部位】从冲门上行 7 分。

【取法】冲门外上 7 分，前正中线旁开 4 寸。

【主治】腹痛、泄泻、疝气、髀急痛、积聚。

【治法】针 1.0～1.5 寸。

【附注】本穴为足太阴、厥阴、阳维之会。（《针灸甲乙经》）

（十四）腹结（《针灸甲乙经》）

【别名】腹屈（《针灸甲乙经》）。肠窘（《铜人腧穴针灸图经》）。肠屈（《十四经发挥》）。

【部位】从府舍上行 3 寸。

【取法】在府舍与大横的连线上，府舍上 3 寸取穴。

【主治】腹痛、腹泻、疝气、痢疾、心痛、咳逆。

【治法】针 1.5～2.0 寸。

（十五）大横（《针灸甲乙经》）

【部位】脐旁 4 寸。

【取法】仰卧位，脐旁 4 寸取穴。以两锁骨中线之间的距离作 8 寸计算。

【主治】腹痛、腹泻、痢疾、便秘、咳逆、多汗。

【治法】针 1.0～2.0 寸，灸 10～20 分钟。

【附注】本穴为足太阴，阴维之会。（《针灸甲乙经》）

（十六）腹哀（《针灸甲乙经》）

【部位】从大横上行 3 寸半。（《医宗金鉴》）

【取法】在脐上 3 寸，建里穴旁开 4 寸取穴。

巴蜀名医遗珍系列丛书

【主治】腹痛、腹泻、痢疾、便秘、食不化。

【治法】针 1.0～1.5 寸。以不刺穿腹膜为宜，尤以肝脾肿大患者，更应注意针刺深度，以防刺伤内脏，造成内出血。

【附注】本穴为足太阴，阴维之会。

（十七）食窦（《针灸甲乙经》）

【部位】从腹哀上行 3 寸……去胸中行旁开 6 寸。（《医宗金鉴》）

【取法】前正中线旁开 6 寸，于第五肋间取穴。

【主治】咳嗽、胸胁满痛、膈间雷鸣、腹胀水肿、噫气翻胃。

【治法】针 5～8 分。凡胸背部穴位，均宜浅刺，不宜深针。以下穴位均同。

（十八）天溪（《针灸甲乙经》）

【部位】从食窦上行 1 寸 6 分。（《医宗金鉴》）

【取法】任脉旁开 6 寸，第四肋间取穴。

【主治】胸胁胀满疼痛、咳嗽、咳逆、气喘、乳痈、缺乳。

【治法】针 5～8 分。

（十九）胸乡（《针灸甲乙经》）

【部位】从天溪上行 1 寸 6 分。（《医宗金鉴》）

【取法】任脉旁开 6 寸，第三肋间取穴。

【主治】胸胁胀满疼痛、咳嗽、气喘。

【治法】刺 5～8 分。

（二十）周荣（《针灸甲乙经》）

【部位】从胸乡上 1 寸 6 分。（《医宗金鉴》）

【取法】任脉（前正中线）旁开 6 寸，第二肋间隙取穴。

【主治】胸胁胀满疼痛、喘咳、食不下。

【治法】针 5～8 分。

（二十一）大包（《灵枢·经脉》）

【部位】在渊腋下三寸。（《针灸甲乙经》）

【取法】在腋中线第六肋间隙取穴。

【主治】胸胁疼痛、咳喘、全身疼痛、四肢无力。

【治法】针刺 5～8 分。

【附注】本穴为脾之大络。"脾之大络，名曰大包，出渊腋下 3 寸，布胸胁。"（《灵枢·经脉》）

二、功用归纳

根据脾经生理和发病机理，本经腧穴具有调理脾胃，利尿消肿，益气摄血，调经止带，止咳平喘，宁心安神，清热解毒，通经活络等功用，小结如后：

（一）调理脾胃，补气升提

1. 腹痛：大都，公孙，商丘，三阴交，地机，阴陵泉，冲门，腹结，大横，腹哀。

2. 胃痛：大都，太白，公孙。

3. 肠鸣：太白，公孙，三阴交，漏谷。

4. 腹胀：隐白，大都，太白，商丘，三阴交，漏谷，地机，阴陵泉，食窦。

5. 食不下：隐白，太白，公孙，周荣。

6. 呕吐：隐白，大都，太白，公孙，食窦。

7. 泄泻：隐白，大都，太白，三阴交，阴陵泉，大横。

8. 便秘：太白，商丘，大横，腹哀。

9. 痢疾：太白，公孙，地机，腹结，大横。

10. 消化不良：大都，太白，公孙，商丘，腹哀。

11. 阴挺：三阴交。

（二）利尿消肿，温阳化气，清热通淋

1. 水肿：三阴交，地机，阴陵泉，食窦。

2. 小便不利：三阴交，漏谷，地机，阴陵泉，箕门，冲门。

3. 遗尿：三阴交，漏谷，阴陵泉，箕门。

4. 淋病：阴陵泉，血海，箕门。

5. 小便失禁：阴陵泉。

（三）益气摄血，凉血止血

1. 便血：隐白。

2. 尿血：隐白。

3. 衄血：隐白。

4. 吐血：隐白。

5. 肠风下血：太白，公孙，冲门。

（四）调经止带，催生下胎

1. 崩漏：隐白，三阴交，血海，冲门。

2. 月经不调：三阴交，地机，血海。

3. 痛经：三阴交，地机，血海。

4. 经闭：三阴交，血海。

5. 胞衣不下：三阴交，公孙。

6. 难产：三阴交。

7. 带下：三阴交，漏谷，冲门。

（五）止咳平喘

1.气喘：隐白，胸乡，天溪，食窦，周荣，大包。

2.咳嗽：太白，周荣。

3.胸胀：太白，食窦，天溪，胸乡，周荣，大包。

4.咳逆上气：太白，漏谷，血海，腹结，大横，天溪，周荣。

5.呃逆：大都，食窦。

（六）宁心安神，醒脑开窍

1.癫狂：隐白，公孙，商丘，三阴交。

2.多梦：隐白。

3.失眠：隐白，公孙，三阴交，阴陵泉。

4.嗜卧：商丘。

5.烦闷：隐白，大都。

6.不省人事：隐白。

7.阳痿、遗精：三阴交，漏谷，地机，阴陵泉。

8.尸厥：隐白，大都。

（七）清热解毒

1.疥癣：三阴交。

2.乳痈：天溪。

3.湿疹：血海。

4.风疹：血海。

5.黄疸：商丘，阴陵泉。

6.疟疾：公孙，大都。

7.发热无汗：隐白，大都。

8.热病：太白，大都。

巴蜀名医遗珍系列丛书

（八）通经活络

1. 头痛：商丘。

2. 头面肿：公孙。

3. 心痛：大都，太白，腹结。

4. 腰痛：大都，太白，地机，阴陵泉。

5. 胸胁痛：太白，食窦，胸乡，周荣，大包。

6. 舌本强痛：商丘。

7. 阴痛：三阴交，阴陵泉。

8. 痿证：太白，三阴交。

9. 四肢无力：大包。

10. 全身疼痛：大包。

11. 疝气：商丘，三阴交，地机，冲门，腹结，府舍。

（九）其他

1. 脚气：太白，公孙，三阴交。

2. 多汗：大横。

第五节　手少阴心经（9穴）

一、腧穴各论

（一）极泉（《针灸甲乙经》）

【部位】在腋下筋间动脉。（《针灸甲乙经》）

【取法】上臂外展时，在腋窝正中，腋动脉内侧取穴。

【主治】心痛、胃痛、瘰疬、胸胁疼痛、咽干烦渴、干呕、肘臂冷痛、目黄、悲愁不乐、掌中热痛。

【治法】刺3～5分。

【附注】注意严格消毒，避开动脉。

（二）青灵（《铜人腧穴针灸图经》）

【部位】二穴，在上肘3寸，举臂取之。（《铜人腧穴针灸图经》）

【取法】在少海与极泉的连线上，少海上3寸取穴。（腋横纹至肘横纹作9寸取穴）

【主治】头痛、目黄、胸胁痛、肩臂痛。

【治法】针0.5～1.0寸，灸10分钟。

（三）少海（《针灸甲乙经》）

【别名】曲节（《针灸甲乙经》）。

【部位】在肘内廉，节后陷者中。（《针灸甲乙经》）

【取法】屈肘成直角，当肘横纹尺侧端凹陷中取穴。亦可在肘肱骨内上髁内侧5分取穴。

【主治】心痛、头痛、牙痛、头项痛、瘰疬、胸胁痛、肘臂酸麻胀痛、肘关节肿痛、癫狂痫、健忘、疟疾、疔疮。

【治法】针5～8分。

【附注】本穴为手少阴经合穴。

（四）灵道（《针灸甲乙经》）

【部位】在掌后1寸5分。（《针灸甲乙经》）

【取法】在少海与神门的连线上，神门上1.5寸取穴。

【主治】心痛、胃痛、瘈疭、暴喑、肘臂酸麻胀痛、目黄。

【治法】针3～5分。

（五）通里（《灵枢·经脉》）

【部位】在腕后1寸。（《针灸甲乙经》）

【取法】在神门穴直上1寸取穴。

【主治】心悸、怔忡、中风、眩晕、暴喑、癫病、瘰疬、咽喉肿痛、舌强不语、头风头痛、目痛、面色无华、崩漏。

【治法】针5～8分。

【附注】通里为手少阴之络穴。

（六）阴郄（《针灸甲乙经》）

【部位】在掌后脉中，去腕5分。（《针灸甲乙经》）

【取法】神门直上5分取穴。

【主治】心痛、胃痛、惊悸、骨蒸盗汗、吐血、衄血、暴喑、咳嗽、咳逆上气、健忘。

【治法】针3～5分。

（七）神门（《素问·至真要大论》）

【别名】兑冲，中都。（《针灸甲乙经》）

【部位】在掌后锐骨之端陷者中。（《针灸甲乙经》）

【取法】在掌后腕横纹尺侧（腕屈肌腱的桡侧）凹陷中取穴。

【主治】心痛、胃痛、胸痛、心烦、健忘、失眠、多梦、喜笑不休、惊悸怔忡、癫狂痫、无脉症、目黄胁痛、掌中热、吐血呕血、心咳、喉痹、噫气、疟疾、癫病、悲愁不乐、手臂痛。

【治法】针3～5分。

【附注】

1.手少阴之脉所注为输。

2.阴经以输代原，手少阴之原穴。

（八）少府（《针灸甲乙经》）

【部位】在小指本节后陷者中。（《针灸甲乙经》）

【取法】仰掌屈指微握拳，于无名指与小指端之间，当第四、五掌骨之间取穴。

【主治】心悸、胸胁痛、掌中热、手癣、阴痒、遗尿、小便不利、疟疾、小指麻木、疼痛。

【治法】针3分。

【附注】本穴为手少阴经的荥穴。

（九）少冲（《针灸甲乙经》）

【别名】经始。（《针灸甲乙经》）

【部位】在手指内廉之端，去爪甲如韭叶。（《针灸甲乙经》）

【取法】在小指桡侧爪甲角旁约1分取穴。

【主治】心悸、心痛、胸胁痛、胃痛、中风、昏迷、中暑、癫狂、臑臂内后廉痛、小指麻木无用、口中热痛。

【治法】针1分。亦可采用三棱针刺血。

【附注】本穴为手少阴经的井穴。

二、功用归纳

根据心经生理，病机，其腧穴具有宁心安神，泻心火、（解热、止痛、解毒）理气、理脾胃、利尿、养心阴、通经络等功用，小结于后：

（一）宁心安神，醒脑开窍，息风镇静

1.失眠，心烦，多梦：神门。

2.健忘：少海，神门。

3.癫：少冲，少海。

4.狂：神门，少海。

5.痫：神门。

巴蜀名医遗珍系列丛书

6. 心悸怔忡：少冲，少府，阴郄，通里，神门。

7. 悲愁：神门，极泉。

8. 癔病：神门，通里。

9. 眩晕：通里。

10. 中风：少冲，通里。

11. 瘛疭：灵道，通里。

12. 嬉笑不休：神门。

13. 惊风：阴郄。

14. 嗜睡：通里。

（二）泻心火

1. 解热

（1）骨蒸潮热：阴郄。

（2）手心热：少府，神门，极泉。

（3）中暑：少冲。

（4）目黄：灵道，极泉，神门。

（5）烦渴：极泉。

（6）咽干：极泉。

（7）疟疾：少府，神门，少海。

2. 止痛

（1）咽喉疼痛：神门，通里。

（2）口中疼痛：少冲。

（3）牙痛：少海。

（4）心痛：少冲，神门，阴郄，灵道，少海，极泉。

（5）头痛：通里，少海，青灵。

（6）胃痛：少冲，神门，阴郄，通里，灵道。

（7）腹痛：极泉。

（8）胸胁痛：少冲，少府，青灵，极泉，少海。

（9）目痛：通里。

3.清热解毒，软坚散结

（1）疔疮：少海，通里。

（2）瘰疬：少海，极泉。

（3）手癣：少府。

（三）理气、益气、降气

1.咳嗽：神门，阴郄。

2.咳逆上气：神门，阴郄。

3.少气：少冲。

4.伸欠：通里。

（四）调理脾胃

1.噫气：神门。

2.食欲不振：神门。

3.脾胃虚弱：极泉。

（五）温阳利水

1.小便不利：少府。

2.遗尿：少府。

（六）养心阴、凉血止血

1.崩漏：通里。

2.吐血：阴郄，神门。

3.衄血：阴郄，神门。

4. 盗汗：阴郄。

（七）通经活络

1. 无脉证：神门。

2. 肘臂痛：少冲，灵道，少海，青灵，极泉。

（八）其他

1. 暴喑：阴郄，通里，灵道。

2. 面色无华：通里。

3. 阴痛，阴痒，阴挺：少府。

第六节　手太阳小肠经（19穴）

一、腧穴各论

（一）少泽（《灵枢·本输》）

【别名】小吉。（《针灸甲乙经》）

【部位】在手小指之端，去爪甲一分许陷中。（《针灸甲乙经》）

【取法】在手小指尺侧爪甲角旁1分取穴。

【主治】乳少、乳痈、昏迷、癔病、瘈疭、头痛、咽喉肿痛、目翳、热病、心痛、耳聋、项强、胸胁痛、腰痛、咳嗽、落枕。

【治法】针1分。

【附注】手太阳之脉所出为井。

（二）前谷（《灵枢·本输》）

【部位】在手小指外侧，本节前陷者中。（《针灸甲乙经》）

【取法】握拳，第五掌指关节前，尺泽横纹头取穴。

【主治】头痛、目赤、目痛、目翳、耳鸣、咽痛、咳嗽胸痛、热病无汗、产后无乳、小便不利、癫痫、衄血、落枕、手指麻木。

【治法】针 1～3 分。

【附注】手太阳之脉所溜为荥。

（三）后溪（《灵枢·本输》）

【部位】在手小指外侧，本节后陷者中。(《针灸甲乙经》)

【取法】握拳，第五掌指关节后，尺侧横纹头处。

【主治】疟疾、落枕、癫狂痫、痃癖、目赤肿痛、目翳、耳鸣、耳聋、鼻衄、胃痛、齿痛、咽喉疼痛、中风不语、风寒湿痹、肘臂麻木疼痛、发热无汗、自汗、盗汗。

【治法】向掌心针 1.0～2.0 寸。

【附注】

1.手太阳之脉所注为输。

2.本穴为八脉交会穴之一，通于督脉。

（四）腕骨（《灵枢·本输》）

【部位】在手外侧腕前，起骨下陷者中。(《针灸甲乙经》)

【取法】握拳，在第五掌骨之基部，豌豆骨前凹陷中取穴。

【主治】头痛项强、热病无汗、黄疸、肩臂颈痛、指腕肿痛、消渴、衄血、目疾、目眩、目泪、耳鸣、耳聋、中风上肢不遂、胸胁痛、腰痛、咳嗽、狂。

【治法】针 0.5～1.0 寸，灸 5 分钟。

【附注】手太阳之脉所过为原。

（五）阳谷（《灵枢·本输》）

【部位】在手外侧中，兑骨下陷者中。(《针灸甲乙经》)

【取法】腕背横纹尺侧端，尺骨小头前凹陷中取穴。

【主治】头痛目眩、耳鸣耳聋、癫狂瘈疭、舌强口噤、颈颔肿、落枕、臂外侧痛、五十肩、齿龋痛、胸肋腰痛、咳嗽、目疾。

【治法】针 3～5 分，灸 3 分钟。

【附注】手太阳经所行为经。

（六）养老（《针灸甲乙经》）

【部位】在手髁骨上一空，腕后 1 寸陷者中。（《针灸甲乙经》）

【取法】屈肘掌心向胸，当尺骨茎突之桡侧骨缝中取穴。

【主治】腕关节肿痛、肩臂肘臂酸痛、目视不明、目眊眊、腰痛。

【治法】针 3～4 分。临床上以掌心向胸时进针，得气后出针，一般不留针。

【附注】本穴为手太阳之郄穴。

（七）支正（《灵枢·经脉》）

【部位】上腕 5 寸。（《灵枢·经脉》）

【取法】在阳谷与小海的连线上，阳谷上 5 寸取穴。

【主治】热病、癫狂、头痛、目眩、项强、肘臂手指麻木、中风上肢不遂。

【治法】针 0.5～1.0 寸，艾条灸 5 分钟。

【附注】本穴为手太阳之络穴。

（八）小海（《灵枢·本输》）

【部位】在肘内大骨之外，去端半寸，陷者中也，伸臂而得之为合。（《灵枢·本输》）

【取法】屈肘，在尺骨鹰嘴与肱骨内上髁之间凹陷中取穴。

【主治】头痛、牙痛、癫痫、耳鸣、耳聋、腹痛、书痉、四肢不举、中风上肢不遂、颈项肩臂外后廉痛、腰痛引少腹、目黄、咽喉肿痛、肘关节红肿痛。

【治法】针 2 分。本穴不宜深刺、重刺，以预防刺伤经脉。

【附注】

1. 手太阳之脉所入为合。

2. 手太阳小肠经的下合穴是下巨虚，属足阳明胃经输穴，主治小肠
腑证。

（九）肩贞（《针灸甲乙经》）

【部位】在肩曲胛下，两骨解间，肩髃后陷者中。（《针灸甲乙经》）

【取法】上肢下垂，从腋后纹头直上 1 寸取穴。

【主治】五十肩、手臂不举、肩胛疼痛、瘰疬、耳鸣、齿痛。

【治法】刺入 1.0～1.5 寸。

（十）臑俞（《针灸甲乙经》）

【部位】在肩臑后，大骨下胛上廉陷者中。（《针灸甲乙经》）

【取法】肩贞穴直上，在肩胛冈下缘凹陷中取穴。

【主治】肩肿痛、肩臂疼痛无力、瘰疬、中风上肢不遂。

【治法】针 0.5～1.5 寸。

【附注】本穴为手太阳、阳维、跷脉交会穴。

（十一）天宗（《针灸甲乙经》）

【部位】在秉风后大骨下陷者中。（《针灸甲乙经》）

【取法】在肩胛骨冈下窝的中央，约与臑俞、肩贞呈等边三角形
取之。

【主治】肩胛疼痛、五十肩、肘臂外后廉痛、颊颌肿痛、咳喘。

【治法】针 0.5～1.0 寸，亦可刺血拔罐。

（十二）秉风（《针灸甲乙经》）

【部位】夹天髎，在外肩上小髃骨后，举臂有空。（《针灸甲乙经》）

【取法】在天宗穴直上，肩胛冈上窝中点凹陷中取穴。

【主治】五十肩、肩胛疼痛、不能举手、上肢酸痛。

【治法】针 0.5～1.0 寸。

【附注】本穴为手阳明，太阳，手足少阳之会。

（十三）曲垣（《针灸甲乙经》）

【部位】在肩中央，曲胛陷者中。（《针灸甲乙经》）

【取法】在肩胛冈上窝之内侧端凹陷中取穴。约当臑俞与第二胸椎棘突连线的中点。

【主治】肩背痛、肩胛痛、周痹项强。

【治法】针 5～8 分，不宜深刺，以防气胸。

（十四）肩外俞（《针灸甲乙经》）

【部位】在肩胛上廉，去脊 3 寸陷者中。（《针灸甲乙经》）

【取法】在第一胸椎棘突下旁开 3 寸取穴。

【主治】咳嗽、气喘、唾血、寒热、目视不明、肩臂疼痛、落枕。

【治法】针 4～6 分。不可深刺，以防气胸。

（十五）肩中俞（《针灸甲乙经》）

【部位】在肩胛内廉，去脊 2 寸陷者中。（《针灸甲乙经》）

【取法】在大椎穴旁开 2 寸取穴。

【主治】咳嗽、气喘、咳逆上气、唾血、寒热、目视不明、落枕、肩臂疼痛。

【治法】针 4～6 分，不可深刺，以防气胸。

（十六）天窗（《灵枢·本输》）

【别名】窗笼。（《针灸甲乙经》）

【部位】在曲颊下扶突后，动脉应手陷者中。（《针灸甲乙经》）

【取法】在胸锁乳突肌之后缘，结喉旁开3.5寸。

【主治】耳鸣、耳聋、咽喉肿痛、头痛、项强痛、暴喑不能言、瘰疬、颊肿、中风失语、落枕、狂证。

【治法】针4～6分。

（十七）天容（《灵枢·本输》）

【部位】在耳曲颊后。（《针灸甲乙经》）

【取法】在下颌角后，胸锁乳突肌的前缘凹陷中取穴。

【主治】咽喉肿痛、头痛、咽中如哽、颊肿、瘿气、耳鸣、耳聋、牙痛、胸胁痛、气喘、咳嗽、咳逆上气、呕吐。

【治法】针0.5～1.0寸。

（十八）颧髎（《针灸甲乙经》）

【别名】兑骨。（《针灸甲乙经》）

【部位】在面颧骨下廉陷者中。（《针灸甲乙经》）

【取法】在目外眦直下，颧骨下缘凹陷中取穴。

【主治】口眼㖞斜、面痛、齿痛、颊肿、目黄、眼睑瞤动、面部生疮。

【治法】针4～8分。禁化脓炎。

（十九）听宫（《灵枢·刺节真邪》）

【别名】多所闻。（《针灸大成》）

【部位】在耳中珠子。（《针灸甲乙经》）

【取法】在耳屏前凹陷中取穴。

【主治】耳鸣耳聋、聤耳、耳心痛、齿痛、癫狂、失音、面瘫。

【治法】针 1.0～1.5 寸。虚证采用温针。

二、功用归纳

手太阳小肠经，具有泻心火（止痛，开窍，息风，明目，止咳，解毒，除烦）；养心阴（止汗，通乳，止血）；利尿；通经活络等功用，小结于后：

（一）泻心火

1. 止痛

（1）头痛：少泽，前谷，后溪，腕骨，小海，天窗，天容。

（2）目痛：前谷，阳谷。

（3）咽喉痛：少泽，前谷，后溪，小海，天容，天窗。

（4）面痛：颧髎。

（5）牙痛：后溪，阳谷，小海，肩贞，天容，颧髎，听宫。

（6）胃痛：后溪。

（7）腹痛：小海。

（8）舌本强痛：阳谷。

（9）口中热痛：少泽。

（10）心痛：少泽。

2. 开窍

（1）耳鸣耳聋：少泽，前谷，后溪，腕骨，阳谷，小海，肩贞，天窗，天容，听宫。

（2）昏迷：少泽。

（3）暴喑：天窗，听宫。

（4）中风不语：后溪，天窗。

（5）聤耳：听宫。

（6）鼻塞：前谷。

3. 平肝息风

（1）癫：少泽，前谷，后溪，小海，听宫。

（2）狂：阳谷，后溪，腕骨，天窗。

（3）痫：后溪，小海。

（4）癔病：少泽，后溪。

（5）书痉：小海。

（6）眩晕：阳谷，腕骨。

（7）瘛疭：少泽，阳谷，腕骨，小海。

（8）喜笑不休：阳谷。

4. 明目

（1）目赤：前谷，后溪，腕骨，阳谷。

（2）目翳：少泽，后溪，前谷，腕骨。

（3）视物不明：养老，肩中俞，肩外俞。

（4）流泪：腕骨。

（5）目黄：小海，颧髎。

（6）目眩眩：养老。

5. 止咳平喘

（1）咳嗽：少泽，前谷，天宗，肩外俞，肩中俞，天容。

（2）气喘：天宗，肩外俞，肩中俞，天容。

（3）咳逆上气：肩中俞，天容。

6. 清热解毒，软坚散结

（1）黄疸：腕骨。

（2）乳痈：少泽。

（3）面部生疮：颧髎。

（4）疥癣：阳谷，后溪。

（5）瘰疬：肩贞，臑俞，天宗，秉风，天窗，天容。

7. 清热除烦

（1）热病无汗：前谷，后溪，腕骨，阳谷，支正。

（2）疟疾心烦：少泽，前谷，后溪，腕骨。

（二）养心阴

1. 止汗通乳

（1）自汗盗汗：后溪。

（2）乳汁少或乳汁不通：少泽。

2. 止血

（1）唾血：肩外俞。

（2）鼻衄：前谷，后溪，腕骨。

（3）咯血：肩中俞。

（三）利尿

1. 小便不利：前谷。

2. 小便赤难：前谷。

（四）通经活络

1. 肩痛：肩贞，曲垣，臑俞。

2. 五十肩：阳谷，肩贞，天宗，秉风。

3. 胸胁痛：少泽，腕骨，阳谷，天容。

4. 落枕：少泽，前谷，后溪，支正，阳谷，曲垣，肩外俞，肩中俞，天容。

5. 腰痛：养老，腕骨。

6. 口眼㖞斜：颧髎，听宫。

第七节　足太阳膀胱经（67穴）

一、腧穴各论

（一）睛明（《针灸甲乙经》）

【别名】泪孔。（《针灸甲乙经》）

【部位】在目内眦外。（《针灸甲乙经》）

【取法】在目内眦旁1分取穴。

【主治】目赤肿痛、目眩、流泪、眦痒、目不能闭、目翳、夜盲、色盲、近视、远视、胬肉攀睛、眉棱骨痛。

【治法】患者闭目，严格消毒，选用细针，医者左手轻推眼球向外固定，右手捻转进针5～10分，针在眼眶与眼球之间，只能轻微捻转，不做提插，得气后出针，即用消毒干棉球压迫1～2分钟，以预防皮下出血。

【附注】本穴为手足太阳、足阳明、阴跷、阳跷、五脉之会。（《素问·气府论·注》）

（二）攒竹（《针灸甲乙经》）

【别名】眉本（《素问·气府论》）。始光，光明，员柱（《铜人腧穴针灸图经》）。始光，员柱，夜光，光明（《类经图翼》）。

【部位】在眉头陷者中。（《针灸甲乙经》）

【取法】在睛明穴直上，眉头陷者中取穴。

【主治】暴头痛、目眩、火眼目痛、视物不明、流泪、眉棱骨痛、目䀮䀮、眼睑瞤动、目翳、胬肉攀睛、雀目、鼻衄、癫痫、尸厥、痔疮、瘈疭。

【治法】实证热证用三棱针刺血，久病、虚证用针补法，横刺0.5～1.0寸。

（三）眉冲（《针灸资生经》）

【部位】当两眉头上，入发际是。（《针灸资生经》）

【取法】在眉头直上，神庭穴旁取之。

【主治】头痛、目眩、鼻塞、面痛、痫证。

【治法】针3分。

（四）曲差（《针灸甲乙经》）

【别名】鼻冲。（《针灸甲乙经》）

【部位】夹神庭两旁各1寸5分，在发际。（《针灸甲乙经》）

【取法】在神庭旁开15分取穴。（以额角之间作9寸计算，神庭至头维为4寸5分。）

【主治】头痛、目眩、鼻塞、不闻香臭、鼻衄、视物不清。

【治法】刺入3分。

（五）五处（《针灸甲乙经》）

【部位】在督脉旁，去上星1寸5分。（《针灸甲乙经》）

【取法】上星旁开1寸5分取穴。亦可曲差直上1寸取穴。

【主治】头痛、目眩、癫痫、瘈疭、头重。

【治法】针3分。

（六）承光（《针灸甲乙经》）

【部位】在五处后 1 寸 5 分。(《备急千金要方》)

【取法】坐位，在五处后 1 寸 5 分取穴。

【主治】头痛、目眩、青盲、远视、目翳、鼻塞、呕吐、心烦、口渴、热病无汗。

【治法】针 3 分。

（七）通天（《针灸甲乙经》）

【别名】天臼。(《针灸甲乙经》)

【部位】在承光后 1 寸 5 分。(《针灸甲乙经》)

【取法】俯伏位，在承光穴后 1 寸 5 分取穴。

【主治】头痛、目眩、鼻塞、不闻香臭、鼻衄、鼻渊、瘿气、面肿、口喝、耳鸣、青盲。

【治法】针 3 分。

（八）络却（《针灸甲乙经》）

【别名】强阳，脑盖。(《针灸甲乙经》)

【部位】在通天后 1 寸 5 分。(《备急千金要方》)

【取法】俯伏位，在通天穴后 1 寸 5 分取穴。

【主治】头晕耳鸣、癫狂、瘿瘤、目视不明、瘈疭、腹胀、青盲。

【治法】针 3 分。

（九）玉枕（《针灸甲乙经》）

【别名】枕骨二穴。(《素问·气府论》)

【部位】在络却后 1 寸 5 分，夹脑户旁 1 寸 3 分。(《铜人腧穴针灸图经》)

【取法】俯伏位，在脑户旁开 1 寸 3 分取穴。

【主治】头痛、目痛、鼻塞不闻香臭、项痛、呕吐。

【治法】针 3 分。

（十）天柱（《灵枢·本输》）

【部位】在侠项后发际，大筋外廉陷者中。(《针灸甲乙经》)

【取法】俯伏位，哑门穴旁开 1 寸 3 分，当斜方肌外缘凹陷中。

【主治】头痛、落枕、鼻塞不闻香臭、咽肿、热病、目疾、感冒、癫狂痫、肩背痛。

【治法】针 5～8 分。采用俯伏位，向下颌方向可针 1.0～2.0 寸。

（十一）大杼（《灵枢·海论》）

【部位】在项第一椎下，两旁各 1 寸 5 分陷中。(《针灸甲乙经》)

【取法】俯伏位，在第一胸椎棘突下陶道（督脉穴位）旁开 1 寸 5 分取穴。

【主治】头痛项强、目眩、咳嗽、气喘、恶寒发热、瘰疬、癫疾、疟疾、喉痹、肩胛腰背痛。

【治法】针 5～7 分。膀胱经背部腧穴不宜深刺，因背薄似饼，深刺会刺伤肺导致气胸。多采用浅刺或针尖向脊柱方向刺。

【附注】八会穴之一，骨会大杼。

（十二）风门（《针灸甲乙经》）

【别名】热府。(《备急千金要方》)

【部位】在第二椎下，两旁各 1 寸 5 分。(《针灸甲乙经》)

【取法】俯伏位，在第二胸椎棘突下，督脉旁开 1 寸 5 分取穴。

【主治】伤风头痛、咳嗽、气喘、项强、衄衄、狂、瘰疬、咯血、肩胛疼痛、胸背彻痛。

【治法】针 5～7 分。风热感冒，肩胛胸背疼痛时，可以配合刺血拔罐。

【附注】本穴为督脉，足太阳交会穴。(《针灸甲乙经》)

（十三）肺俞（《灵枢·背俞》）

【部位】在第三椎下，两旁各1寸5分。(《针灸甲乙经》)

【取法】俯伏位，在第三胸椎棘突下，身柱（督脉穴位）旁开1寸5分取穴。

【主治】咳嗽、气喘、气逆、短气不得语、肺痿、吐血、唾血、呕吐、骨蒸潮热、盗汗、肺胀、喉痹、肺痨、心烦、瘿瘤、黄疸。

【治法】针5～7分。

【附注】本穴为肺的背俞穴，是肺经气输注于背部的地方，是诊断治疗肺经疾病的要穴。

（十四）厥阴俞（《铜人腧穴针灸图经》）

【别名】厥俞（《外台秘要》）。厥输（《备急千金要方》）

【部位】在第四椎下，两旁相去各1寸5分。(《铜人腧穴针灸图经》)

【取法】俯伏位，在第四胸椎棘突下，旁开1.5寸取穴。

【主治】心痛、胸闷、咳嗽、气逆、呕吐、背痛。

【治法】针5～7分。

【附注】本穴为心包的背俞穴。

（十五）心俞（《灵枢·背俞》）

【部位】在第五椎下，两旁各1寸5分。(《针灸甲乙经》)

【取法】俯伏位，在第五胸椎棘突下，神道旁开1寸5分取穴。

【主治】心痛心烦、心悸健忘、胃痛、咯血、衄血、吐血、呕吐、咳嗽气喘、梦遗盗汗、癫痫、狂证、失眠、中风、目䀮䀮。

巴蜀名医遗珍系列丛书

【治法】针 3 ～ 7 分。

【附注】本穴为心的背俞穴。

（十六）督俞（《针灸资生经》）

【别名】高盖（《针灸资生经》）。

【部位】在第六椎下，两旁各寸半。（《针灸资生经》）

【取法】俯伏位，在第六胸椎棘突下，灵台旁开 1 寸 5 分取穴。

【主治】寒热心痛、腹痛肠鸣、胸膈气逆、背痛。

【治法】针 3 ～ 5 分，灸 5 ～ 10 分钟。

（十七）膈俞（《灵枢·背俞》）

【部位】在第七胸椎下两旁各 1 寸 5 分。（《针灸甲乙经》）

【取法】俯伏位，在第七胸椎棘突下，至阳旁开 1 寸 5 分取穴。

【主治】呕吐、呃逆、噎膈、食不下、吐血、咯血、崩漏、紫癜、气喘、咳嗽、潮热、盗汗、发热无汗、背痛脊强、癫疾、心痛、胃痛、胸胁痛、咽喉痛、痉、惊风。

【治法】针 3 ～ 7 分。临床上治心痛，胸胁痛时，可以向脊柱方向斜刺 5 ～ 10 分，留针振动，泻法，可以提高疗效。

【附注】本穴为八会穴之一，血会穴。

（十八）肝俞（《灵枢·背俞》）

【部位】在第九椎下两旁，各 1 寸 5 分。（《针灸甲乙经》）

【取法】俯伏位，在第九胸椎棘突下，筋缩旁 1 寸 5 分取穴。

【主治】目赤、目眩、夜盲、色盲、近视、远视、目翳、黄疸、胸胁痛、肝脾肿大、疝气、多梦善惊、吐血、衄血、咯血、二便下血、癫狂痫、背痛、腹痛、气喘。

【治法】针 3 ～ 7 分。

（十九）胆俞（《针灸甲乙经》）

【部位】在第十椎下，两旁各 1 寸 5 分。（《针灸甲乙经》）

【取法】俯伏位，在第十胸椎棘突下，中枢旁开 1 寸 5 分取穴。

【主治】黄疸、口苦、胸胁痛、肺痨、潮热、食不下、呕吐、心腹胀满、头痛、腋下肿、咽喉痛。

【治法】针 5～7 分。

【附注】本穴为胆的背俞穴。

（二十）脾俞（《灵枢·本输》）

【部位】在第十一椎下，两旁各 1 寸 5 分。（《针灸甲乙经》）

【取法】俯伏位，在第十一胸椎棘突下，脊中旁开 1 寸 5 分取穴。

【主治】腹胀腹泻、胃痛腹痛、消化不良、呕吐、脾虚食少。便血尿血、咯血吐血、水肿、黄疸、背痛、痰饮、心痛、腰痛、咽喉痛、胸胁痛、咳嗽。

【治法】针 3～8 分。

【附注】本穴为脾的背俞穴。

（二十一）胃俞（《针灸甲乙经》）

【部位】在第十二椎下，两旁相去各 1 寸 5 分。（《针灸甲乙经》）

【取法】俯伏位，在第十二胸椎棘突下，督脉旁开 1 寸 5 分取穴。

【主治】胃脘痛、腹胀、消化不良、呕吐、肠鸣、泄泻、黄疸、脾虚食少便溏、消渴、疟疾、胸胁满痛。

【治法】针 3～8 分。

【附注】本穴为胃的背俞穴。

（二十二）三焦俞（《针灸甲乙经》）

【部位】在第十三椎下，两旁各 1 寸 5 分。（《针灸甲乙经》）

【取法】俯伏位，在第一腰椎棘突下，悬枢旁 1 寸 5 分取穴。

【主治】腹胀、水谷不化、肠鸣、呕吐、泄泻、痢疾、头痛、食不下、寒热往来、小便不利、水肿、腰脊强痛、尿血。

【治法】针 0.5～1.0 寸。

【附注】本穴为三焦的背俞穴。

（二十三）肾俞（《灵枢·背俞》）

【部位】在第十四椎下，两旁各 1 寸 5 分。(《针灸甲乙经》)

【取法】俯卧位，在第二腰椎棘突下，命门旁开 1 寸 5 分。

【主治】遗精、阳痿、遗尿、尿闭、淋病、月经不调、痛经、带下、目眩、耳鸣耳聋、腰腿痛、水肿、疝气、慢性腹泄、尿血、腹痛、气喘、咳嗽、癫狂痫。

【治法】针 1.0～1.5 寸，虚寒甚用大面积灸。

【附注】本穴为肾的背俞穴。

（二十四）气海俞（《针灸资生经》）

【部位】在十五椎下两旁各 1 寸半。(《针灸资生经》)

【取法】俯卧位，在第三腰椎棘突下，腰背正中线旁开 1 寸 5 分取穴。

【主治】腰痛、痛经、痔漏。

【治法】针 0.5～1.0 寸，艾条灸 5～10 分钟，对顽固性腰痛可采用大面积灸。

（二十五）大肠俞（《针灸甲乙经》）

【部位】在第十六椎下，两旁各 1 寸 5 分。(《针灸甲乙经》)

【取法】俯卧位，在第四腰椎棘突下，腰阳关旁 1 寸 5 分取穴。

【主治】腹胀、腹痛、腹泻、肠鸣、便秘、痢疾、腰痛、小便不利。

【治法】针 0.5～1.0 寸，留针振动，虚寒性疾病可采用大面积灸。

【附注】本穴为大肠的背俞穴。

（二十六）关元俞（《针灸资生经》）

【部位】在第十七椎下两旁各寸半。(《针灸资生经》)

【取法】俯卧位，在第五腰椎棘突下，腰背正中线旁开 1 寸 5 分取穴。

【主治】腹胀、泄泻、腰痛、消渴、遗尿、小便不利。

【治法】直刺 0.5～1.0 寸，灸 5～10 分钟，顽固性腰骶部疼痛，采用大面积灸。

（二十七）小肠俞（《针灸甲乙经》）

【部位】在第十八椎下两旁各 1 寸 5 分。(《针灸甲乙经》)

【取法】俯卧位，在第一骶椎棘突下，旁开 1 寸 5 分取穴。

【主治】小腹胀满、痢疾、带下、尿血、遗精、疝气、遗尿、小便不利、淋症、腹痛。

【治法】针 0.8～1.0 寸。

【附注】本穴为小肠的背俞穴。

（二十八）膀胱俞（《针灸甲乙经》）

【部位】在第十九椎下，两旁各 1 寸 5 分。(《针灸甲乙经》)

【取法】俯卧位，第二骶椎棘突下，旁开 1 寸 5 分取穴。

【主治】小便不利、遗尿、消化不良、泄泻、便秘、腰脊强痛。

【治法】针 0.8～1.5 寸。

（二十九）中膂俞（《针灸甲乙经》）

【别名】脊内俞。(《铜人腧穴针灸图经》)

【部位】在第二十椎下两旁各 1 寸 5 分。(《针灸甲乙经》)

【取法】俯卧位，在第三骶椎棘突下旁开 1 寸 5 分取穴。

【主治】痢疾、疝气、消渴、腰脊痛。

【治法】针 0.5～1.0 寸，灸 3～5 壮。

（三十）白环俞（《针灸甲乙经》）

【部位】在第二十一椎下两旁各 1 寸 5 分。（《针灸甲乙经》）

【取法】第四骶椎棘突下旁开 1 寸 5 分取穴。

【主治】遗精、月经不调、白带、疝气、腰髋痛。

【治法】针 0.5～1.0 寸。

（三十一）上髎（《素问 · 骨空论》）

【部位】八髎穴在腰尻分间。（《素问·骨空论》）

【取法】俯卧位，在第一骶后空中取之。

【主治】腰骶疼痛、月经不调、痛经、阴挺、带下、妇人无子、大小便不利。衄血、热病无汗。

【治法】八髎可以针 1.0～2.0 寸，虚寒性腰骶疼痛，用大面积灸可获良效。

（三十二）次髎（《针灸甲乙经》）

【部位】在第二空夹脊陷者中。（《针灸甲乙经》）

【取法】俯卧位，在第二骶后孔中取穴。

【主治】腰痛、月经不调、痛经、带下、疝气、下肢痿痹、尿闭、小便不利、痢疾、淋症。

【治法】针1.0～2.0寸。

（三十三）中髎（《针灸甲乙经》）

【部位】在第三空夹脊陷者中。（《针灸甲乙经》）

【取法】俯卧位，在第三骶后孔中取穴。

【主治】月经不调、痛经、带下、小便不利、便秘、腰骶痛。

【治法】针1.0～2.0寸。

（三十四）下髎（《针灸甲乙经》）

【部位】在第四空夹脊陷者中。（《针灸甲乙经》）

【取法】俯卧位，在第四骶后孔中取穴。

【主治】小腹痛、便秘、肠鸣泻注、大便下血、小便不利、腰痛、痛经、痢疾。

【治法】针1.0～2.0寸。

（三十五）会阳（《针灸甲乙经》）

【别名】利机。（《针灸甲乙经》）

【部位】在阴尾骨两旁。（《针灸甲乙经》）

【取穴】俯卧位，尾骨下端，督脉旁开5分取穴。

【主治】痢疾、痔疾、泄泻、便血、带血、阳痿、尾骶部疼痛。

【治法】刺入0.5～1.0寸。

（三十六）承扶（《针灸甲乙经》）

【别名】肉郄，阴关，皮部。（《针灸甲乙经》）

【部位】在尻臀下股阴重上约纹中。（《针灸甲乙经》）

【取法】俯卧位，在臀横纹正中取穴。

【主治】痔疾、腰脊痛、小便不利、中风下肢不逆、痹证下肢麻木不仁。

【治法】针1.0～2.0寸。

（三十七）殷门（《针灸甲乙经》）

【部位】在肉郄下6寸。（《针灸甲乙经》）

【取法】俯卧位，在承扶与委中的连线上，在承扶下6寸取穴。

【主治】腰痛、中风下肢不遂、痹证下肢不仁、痿证下肢无用。

【治法】针 1.0～2.0 寸。艾条灸 5～10 分钟，严重寒湿痹，下肢麻木冷痛，可配合大面积灸。

【附注】臀横纹至腘窝横纹作 14 寸计算。

（三十八）浮郄（《针灸甲乙经》）

【部位】在委阳上 1 寸，屈膝得之。（《针灸甲乙经》）

【取法】在委阳上 1 寸取穴。

【主治】臀股麻木、腘筋挛急、不得卧、膝关节肿痛麻木不仁。

【治法】针 1.0～1.5 寸。

（三十九）委阳（《灵枢·本输》）

【部位】腘中外廉，名曰委阳。（《灵枢·本输》）

【取法】屈膝成 90°，在腘窝横纹外侧，股二头肌腱内缘，与委中相平。在委中外侧，股二头肌腱的内侧缘取穴。

【主治】小便不利、小腹胀满、腰脊强痛、膝关肿痛、屈伸不利、痿证。

【治法】针 1.0～1.5 寸。

【附注】本穴为三焦经下合穴，主治三焦腑病。

（四十）委中（《灵枢·本输》）

【别名】郄中，血郄。（《素问·刺腰痛论》）

【部位】在腘中央约纹中动脉。（《针灸甲乙经》）

【取法】俯卧位，在腘横纹中央两筋间取穴。

【主治】腰痛、腹痛、吐泻、丹毒、疔疮、疥癣、乳痈、发痧腹痛、中风下肢不遂、痿证、痹证、急性膝关节扭伤肿痛、遗尿、痔疾、癫疾、衄血、发热无汗。

【治法】针 1.0～1.5 寸。本穴主治中暑，发痧腹痛时，宜在委中用三棱针刺血。膝关节肿痛，瘀血腰痛，亦可在委中放血。

【附注】本穴为足太阳之合穴。

（四十一）附分（《针灸甲乙经》）

【部位】在第二腰椎下两旁各 3 寸。（《针灸甲乙经》）

【取法】在第二腰椎棘突下，旁开 3 寸取穴。风门旁开 1.5 寸。

【主治】肩背疼痛、肘臂麻木、颈项强痛、腰痛。

【治法】针 5～7 分。

【附注】从附分至秩边 14 穴属膀胱经背第二线输穴，距腰背正中线 3 寸。

（四十二）魄户（《针灸甲乙经》）

【部位】在第三椎下两旁各 3 寸。（《针灸甲乙经》）

【取法】俯卧位，在第三胸椎棘突下，身柱穴旁开 3 寸取穴。

【主治】肺痨、咳嗽、哮喘、呕吐、项强、肩背痛。

【治法】针 5～7 分。

（四十三）膏肓俞（《铜人腧穴针灸图经》）

【部位】在第四椎下两旁相去各 3 寸。（《铜人腧穴针灸图经》）

【取法】俯卧位，在第四胸椎棘突下，腰背正中线旁开 3 寸取穴。

【主治】肺痨、咳嗽、气喘、气逆、吐血、盗汗、健忘、遗精、尸厥、狂证。

【治法】本穴针时可向肩胛骨方向以 45° 斜刺 3～5 分，艾条灸 5～10 分钟，艾炷灸 3～5 壮。

（四十四）神堂（《针灸甲乙经》）

【部位】在第五椎下两旁各 3 寸陷者中。（《针灸甲乙经》）

【取法】俯伏位，在第五胸椎棘突下，神道旁开3寸取穴。

【主治】气喘、咳嗽，胸腹满，脊背强痛，噎膈。

【治法】针5～7分。

（四十五）譩譆（《素问·骨空论》）

【部位】在肩膊内廉，侠第六椎下两旁各3寸。（《针灸甲乙经》）

【取法】俯伏位，在第六胸椎棘突下，灵台旁开3寸取穴。

【主治】咳嗽、气喘、气逆、疟疾、目疾、肩背痛、热病汗不出、胸胁痛、衄血。

【治法】针5～7分。

（四十六）膈关（《针灸甲乙经》）

【部位】在第七椎下两旁各3寸陷者中。（《针灸甲乙经》）

【取法】俯伏位，在第七胸椎棘突下，至阳旁开3寸取穴。

【主治】食不下、呕吐、嗳气、脊背疼痛强直、大小便不利。

【治法】针5～7分。

（四十七）魂门（《针灸甲乙经》）

【部位】在第九椎下两旁各3寸陷者中。（《针灸甲乙经》）

【取法】俯伏位，在第九胸椎棘突下，筋缩旁开3寸取穴。

【治法】针5～7分。

（四十八）阳纲（《针灸甲乙经》）

【部位】在第十椎下两旁各3寸陷中。（《针灸甲乙经》）

【取法】俯伏位，在第十胸椎棘突下，中枢旁开3寸取穴。

【主治】肠鸣、腹痛、泄泻、呕吐、消渴、黄疸、饮食不下、小便黄赤。

【治法】针5～7分。

（四十九）意舍（《针灸甲乙经》）

【部位】在第十一椎下两旁各 3 寸陷者中。（《针灸甲乙经》）

【取法】俯伏位，在第十一胸椎棘突下，脊中穴旁开 3 寸取穴。

【主治】腹胀、肠鸣、泄泻、呕吐、饮食不下、消渴、噎膈。

【治法】针 5～7 分。

（五十）胃仓（《针灸甲乙经》）

【部位】在第二椎下两旁各 3 寸陷者中。（《针灸甲乙经》）

【取法】俯伏位，在第十二胸椎棘突下，腰背正中线旁开 3 寸取穴。

【主治】胃脘痛、腹胀、小儿食积、消化不良、水肿、脊背痛。

【治法】针 5～7 分。

（五十一）肓门（《针灸甲乙经》）

【部位】在第十三椎下两旁，各 3 寸入肋间。（《针灸甲乙经》）

【取法】俯伏位，在第一腰椎棘突下，悬枢旁开 3 寸取穴。

【主治】上腹痛、痞块、便秘、妇人乳疾、心下痛。

【治法】针 5～7 分。

（五十二）志室（《针灸甲乙经》）

【部位】在第十四椎下两旁各 3 寸陷者中。（《针灸甲乙经》）

【取法】俯伏位，在第二腰椎棘突下，命门旁开 3 寸取穴。

【主治】遗精、阳痿、小便不利、水肿、腰脊强痛、少腹满痛、淋症。

【治法】针 0.5～1.0 寸。临床上针入 1 寸左右，可留针拔罐。

（五十三）胞肓（《针灸甲乙经》）

【部位】在第十九椎下两旁各 3 寸陷者中。（《针灸甲乙经》）

【取法】俯卧位，在第二骶后孔腰背正中线旁开 3 寸取穴。

【主治】肠鸣、腹胀、癃闭、大便难、阴肿、腰脊痛。

【治法】针 0.8～1.0 寸。

（五十四）秩边（《针灸甲乙经》）

【部位】在第二十一椎下两旁各 3 寸陷者中。（《针灸甲乙经》）

【取法】俯卧位，第四骶椎棘突下，腰俞旁开 3 寸取穴。

【主治】腰骶痛、下肢痿痹无用、中风下肢不遂、小便不利、阴痛、痔疾、大便难、坐骨神经痛。

【治法】针 1.0～1.5 寸。临床上中风下肢不遂，痿痹，下肢无用，坐骨神经疼痛时，用秩边、环跳之间的距离作为三角形的一边，作一等边三角形，三角形的三个顶点便成为臀三针。用三寸长的 28 号毫针同时针刺，提插捻转，针感得气可反应到足趾，效果良好。寒湿重配合大面积灸。并可使用阿是穴治疗。

（五十五）合阳（《针灸甲乙经》）

【部位】在膝约纹中央下二寸。（《针灸甲乙经》）

【取法】在委中与承山的连线上，委中直下 2 寸取穴。

【主治】腰脊疼痛、下肢痿痹无用、中风下肢不遂、疝气、崩漏、脚转筋、腰痛引腹、尿血。

【治法】针入 1.0～1.5 寸。

【附注】膝以下各穴取穴，从腘横纹至外踝尖作 16 寸计算。

（五十六）承筋（《针灸甲乙经》）

【别名】直肠，腨痛。（《针灸甲乙经》）

【部位】在腨肠中央陷者中。（《针灸甲乙经》）

【取法】在合阳与承山连线的中点取穴。

【主治】小腿痛、脚转筋、膝关节肿痛、痔疾、腰背痛、大小便不利、衄衊。

【治法】针 1.0～2.0 寸。

（五十七）承山（《针灸甲乙经》）

【别名】鱼腹，肉柱（《针灸甲乙经》）；肠山（《备急千金要方》）。

【部位】在兑腨肠下分肉间陷者中。（《针灸甲乙经》）

【取法】在腓肠肌肌腹下，伸小腿时，当肌腹下出现交角处取穴。

【主治】脚转筋、腰痛、痔疾、便秘、食不下、脚气、中风下肢不遂、脱肛、便血、衄衊、咽喉痛、癫疾、痿痹下肢无用、酸麻胀痛。

【治法】针 1.0～1.5 寸。治寒湿痹，脚转筋则应配合温针灸，艾条灸，艾炷灸。

（五十八）飞扬（《灵枢·经脉》）

【别名】厥阴。（《针灸甲乙经》）

【部位】在足外踝上 7 寸。（《针灸甲乙经》）

【取法】承山外下方，当昆仑穴直上 7 寸取穴。

【主治】头痛、目眩、衄衊、腰痛、中风下肢不遂、痿痹下肢无用、脚转筋、癫狂、疟疾、痔疮、热病无汗。

【治法】针 0.5～1.0 寸。

（五十九）跗阳（《针灸甲乙经》）

【部位】在足外上 3 寸。（《针灸甲乙经》）

【取法】在外踝后昆仑穴直上 3 寸。

【主治】跌打损伤、踝关节肿痛、中风下肢不遂、痹证踝关节屈伸不利、头重、头痛、目疾、腰骶疼痛、霍乱、转筋。

【治法】针入 0.5～1.0 寸。

【附注】本穴为阳跷脉的郄穴。

巴蜀名医遗珍系列丛书

（六十）昆仑（《灵枢·本输》）

【部位】在足外踝后，跟骨上陷中。(《针灸甲乙经》)

【取法】在外踝与跟腱之间凹陷中取穴。

【主治】中风、头痛、项强、目疾、眩晕、鼻衄、腰痛、癫狂、癫痫、难产、胞衣不下、踝关节肿痛、脚转筋、足心痛、喘咳、痿证、自汗、疟疾、腹痛、肩背腰尻疼痛。

【治法】针入 5～8 分。

【附注】

1. 本穴为足太阳之经穴。

2. 孕妇禁针。

（六十一）仆参（《针灸甲乙经》）

【别名】安邪。(《针灸甲乙经》)

【部位】在跟骨下陷者中。(《针灸甲乙经》)

【取法】昆仑直下，跟骨凹陷中赤白肉际取穴。

【主治】足跟痛、腰痛、下肢痿痹无用、霍乱转筋、脚气膝肿、踝关节红肿痛、癫痫、尸厥。

【治法】针 3～5 分。

（六十二）申脉（《针灸甲乙经》）

【部位】在足外踝下陷者中。(《针灸甲乙经》)

【取法】在外踝下方凹陷中取穴。

【主治】癫狂痫、头痛、眩晕、腰腿酸痛、痛经。

【治法】刺入 3～5 分。

【附注】本穴为八脉交会穴之一，通于阳跷脉。

（六十三）金门（《针灸甲乙经》）

【别名】关梁。（《针灸甲乙经》）

【部位】在足外踝下。（《针灸甲乙经》）

【取法】申脉穴前下方，当骰骨外侧凹陷中取穴。

【主治】癫痫、小儿惊风、腰痛、外踝痛、下肢痹痛、尸厥暴死、霍乱转筋、疝气、聋。

【治法】针3～5分。

【附注】本穴为足太阳膀胱经的郄穴。

（六十四）京骨（《灵枢·本输》）

【部位】在足外侧大骨下，赤白肉际陷者中。（《针灸甲乙经》）

【取法】在第五跖骨粗隆下，赤白肉际取穴。

【主治】癫痫、癫狂、头痛、目翳、项强、腰腿疼痛、衄血、心痛、目眦赤烂、腹痛、疟疾。

【治法】针3～5分。

【附注】本穴为足太阳膀胱经的原穴。

（六十五）束骨（《灵枢·本输》）

【部位】在足小趾外侧本节后陷者中。（《针灸甲乙经》）

【取法】在第五跖骨小头后下方赤白肉际取穴。

【主治】癫狂、头痛、火眼、疔疮、腰背及下肢疼痛。

【治法】针3分，灸3壮。

【附注】本穴为足太阳膀胱经之输穴。

（六十六）通谷（《灵枢·本输》）

【部位】足小趾外侧本节前陷者中。（《针灸甲乙经》）

【取法】在第五跖趾关节前缘，赤白肉际取穴。

【主治】头痛、项强、目眩、癫狂痫、鼻血、胃痛、腹痛、疟疾、痢疾、腹胀。

【治法】刺入2～3分，灸3壮。

【附注】足太阳膀胱经所留为荥。

（六十七）至阴（《灵枢·本输》）

【部位】在足小趾外侧，去爪甲如韭叶。(《针灸甲乙经》)

【取法】在足小趾外侧爪甲角旁0.1寸取穴。

【主治】胎位不正、难产、胞衣不下、头痛、鼻塞、鼻衄、目痛、目翳、疟疾、足下热。

【治法】针1分，灸3～5壮。胎位不正用大艾炷灸，每3～5壮，一般经1～3次治疗，胎位可以转正。

【附注】

1. 本穴为足太阳膀胱经的井穴。

2. 孕妇禁针与灸。

二、功用归纳

本经分布较广，与各经联系密切，所以主治比较繁多，具有泻热（明目，利胆，解毒，止痛，除烦），止咳平喘，调理脾胃，滋养肝肾，利尿消肿，凉血止血，调经止带，宁心安神，补气升阳，通经活络等功用。小结于后：

（一）泻热

1. 明目

（1）目不明：睛明，攒竹，曲差，五处，天柱，肝俞，昆仑。

（2）目𥆨𥆨：攒竹，睛明，天柱，心俞，肝俞，肾俞，通谷。

（3）目泪：睛明，攒竹，心俞。

（4）火眼：睛明，攒竹，肝俞，束骨。

（5）目翳：至阴，京骨，睛明，承光，攒竹，玉枕，譩譆。

2. 清热利胆、和解少阳

（1）胸胁痛：肝俞，胆俞，胃俞，膈俞，魂门，风门，肾俞，脾俞，志室，肺俞，中膂俞。

（2）黄疸：肝俞，胆俞，脾俞，胃俞，阳纲，肺俞，心俞。

（3）目黄：胆俞，脾俞，阳纲。

（4）寒热往来：三焦俞。

（5）疟疾：大杼，胃俞，譩譆，飞扬，至阴，通谷，束谷，昆仑。

3. 清热解毒

（1）痢疾：脾俞，胃俞，三焦俞，大肠俞，中膂俞，次髎，会阳，小肠俞，下髎，通谷，阳纲。

（2）丹毒：委中。

（3）发痧：委中。

（4）疔疮：委中，束骨。

（5）疥癣：委中，昆仑。

（6）乳痈：委中。

（7）痔疮：攒竹，会阳，承扶，飞扬，秩边，委中，承筋，承山。

4. 止痛

（1）咽喉痛：天柱，大杼，风门，膈俞，胆俞，脾俞，承山。

（2）眉棱骨痛：睛明，攒竹。

（3）面痛：眉冲，睛明。

（4）头痛：攒竹，眉冲，五处，承光，通天，玉枕，天柱，大杼，风门，胆俞，三焦俞，飞扬，跗阳，昆仑，申脉，京门，束骨，通谷，至阴。

（5）心痛：心俞，厥阴俞，督俞，膈关，肺俞，肓门，京骨。

5. 清热除烦、生津止渴

（1）五心烦热：至阴。

（2）骨蒸潮热：肺俞，心俞，胆俞，膈俞。

（3）消渴：中膂俞，譩譆，胃俞，关元俞，阳纲，意舍。

（二）止咳平喘

1. 咳嗽：大杼，风门，肺俞，心俞，膈俞，魄户，神堂，厥阴俞，譩譆。

2. 气喘：大杼，风门，肺俞，膈俞，肝俞，肾俞，魄户，神堂，譩譆，昆仑。

3. 肺胀：肺俞。

4. 气逆：风门，肺俞，厥阴俞，膏肓俞，督俞，譩譆。

（三）调理脾胃

1. 呕吐：承山，玉枕，厥阴俞，肺俞，心俞，膈俞、胆俞，脾俞，胃俞，肾俞，三焦俞，膈关，魂门，意舍，委中。

2. 腹胀痛：昆仑，承山，承筋，脾俞，胃俞，三焦俞，大肠俞，关元俞，胃仓，委阳，神堂，意舍，胞肓，络却，下髎，委中，肓门，膈俞，肾俞，小肠俞，阳纲，志室，譩譆。

3. 肠鸣腹泻：脾俞，胃俞，大肠俞，肾俞，三焦俞，关元俞，膀胱俞，会阳，委中，魂门，阳纲，意舍，督俞，下髎。

4. 食不下：脾俞，胃俞，肝俞，胆俞，三焦俞，膈关，魂门，阳纲，意舍，承山。

5. 胃痛：胃俞，胃仓，心俞，督俞，膈俞，脾俞，通谷，京骨，昆仑。

6. 便秘：小肠俞，大肠俞，膀胱俞，秩边，承山，中髎，下髎，肓门，承筋。

7. 食积：脾俞，胃俞，膀胱俞，魂门，胃仓。

（四）滋补肝肾

1. 阳痿：肾俞，志室，会阳。

2. 遗精：肾俞，心俞，志室，白环俞。

3. 耳鸣、耳聋：肾俞，通天，络却。

4. 自汗：昆仑。

5. 盗汗：肺俞。

（五）温阳化气、利尿消肿

1. 小便不利：膀胱俞，三焦俞，大肠俞，关元俞，八髎，膈关，魂门，志室，秩边，承筋，承扶，委阳。

2. 遗尿：肾俞，关元俞，膀胱俞，委中。

3. 尿闭：肾俞，次髎，胞肓。

4. 淋证：肾俞，次髎。

5. 水肿：肾俞，志室，三焦俞，胃仓，至阴。

（六）凉血止血

1. 鼻衄：攒竹，曲差，通天，风门，肝俞，心俞，譩譆，上髎，承筋，委中，承山，飞扬，昆仑，京骨，通谷，至阴。

2. 吐血：肺俞，心俞，肝俞，脾俞。

3. 唾血：肺俞，风门，心俞，肝俞，脾俞。

4. 便血：肝俞，脾俞，下髎，会阳，承山。

5. 尿血：肾俞，脾俞，三焦俞，合阳。

（七）调经止带

1. 崩漏：合阳。

2. 月经不调：肾俞，八髎，白环俞。

3. 痛经：肾俞，八髎，白环俞，会阳，小肠俞。

4. 带下：肾俞，八髎，白环俞，会阳，小肠俞。

5. 经闭：八髎。

（八）宁心安神，醒脑开窍，平肝息风

1. 癫：睛明，攒竹，眉冲，五处，络却，天柱，大杼，肺俞，膈俞，心俞，肝俞，昆仑，仆参，申脉，金门，京骨，委中，承山，飞扬，束骨，通谷。

2. 狂：通谷，束骨，京骨，申脉，昆仑，飞扬，风门，心俞，肝俞，肾俞，络却。

3. 痫：攒竹，眉冲，心俞，天柱，金门，通谷。

4. 惊风：金门，攒竹，天柱。

5. 眩晕：飞扬，天柱，肝俞，大杼，昆仑，五处，承光，申脉，攒竹。

6. 心烦：心俞，厥阴俞，肺俞，承光。

7. 失眠：心俞，肝俞。

8. 瘈疭：攒竹，大杼，风门，肺俞，络却，跗阳，至阴。

9. 痉：五处，天柱，膈俞，肝俞，膀胱俞，脾俞，肾俞，肺俞，飞扬，昆仑，京骨，束骨。

10. 喜笑不休：肺俞。

11. 健忘：心俞，膏肓俞。

12. 遗精：肾俞，志室，心俞，白环俞。

13. 嗜卧：膈俞。

14. 尸厥：金门，仆参，攒竹。

15. 眼睑眴动：睛明，攒竹，心俞。

（九）补气升阳

1. 阴挺：肾俞，上髎。

2. 胎位不正：至阴。

3. 胞衣不下：至阴。

4. 脱肛：承山。

（十）通经活络

1. 口㖞：承光，通天。

2. 肩背痛：天柱，大杼，厥阴俞，督脉，膈俞，脾俞，跗分，魄户，谵语，志室，肓门。

3. 腰背痛：大杼，肝俞，脾俞，肾俞，三焦俞，气海俞，大肠俞，关元俞，膀胱俞，中膂俞，八髎，承扶，殷门，委中，神堂，膈关，胃仓，承筋，昆仑，仆参，束骨。

4. 腋下肿痛：胆俞。

5. 腰骶痛：上髎，中髎，会阳，秩边，跗阳。

6. 腰腿痛：肾俞，秩边，合阳，承筋，承山，申脉，金门，京骨。

7. 转筋：承山，合阳，承筋，飞扬，昆仑。

8. 足心痛：昆仑。

9. 痿证：飞扬，仆参，委阳，跗阳。

（十一）其他

1. 鼻塞：曲差，通天，玉枕，天柱。

2. 肺结核：肺俞，魄户，膏肓俞。

3. 肺萎：肺俞。

4. 流涎：心俞，膈关。

5. 痰饮：肺俞，脾俞，膏肓俞，膈关。

第八节　足少阴肾经（27穴）

一、腧穴各论

（一）涌泉（《灵枢·本输》）

【别名】地冲。(《针灸甲乙经》)

【部位】在足心陷者中，屈足卷指宛宛中，足少阴之脉之所出也。(《针灸甲乙经》)

【取法】仰卧位，于足底前1/3处，蜷足时呈凹陷处取穴。

【主治】头痛、咽喉疼痛、心痛、腹痛、骨痛、失眠、眩晕、失音、小便不利、大便难、腹泄、鼻血、喘咳、腰痛、疝气、痿证、足痛、四肢厥冷、尸厥、癫狂、霍乱转筋。

【治法】直刺3～5分，实证、狂证强刺泻法，留针振动，10～20分钟后出针。虚证多采用灸法。

【附注】本穴为肾经井穴。

（二）然谷（《灵枢·本输》）

【别名】龙渊（《针灸甲乙经》）；龙泉（《备急千金要方》）。

【部位】在足内踝前，起大骨下陷者中。(《针灸甲乙经》)

【取法】在舟骨粗隆下缘凹陷中取穴。

【主治】月经不调、阴挺、遗精、咯血、喘咳、黄疸、泄泻、小儿脐风口噤、咽痛、心痛、疝气、水肿、癫、自汗、消渴、踝关节肿痛。

【治法】直刺 3 分，灸 3～5 分钟。

【附注】本穴为足少阴之荥穴。

（三）太溪（《灵枢·九针十二原》）

【别名】吕细。（《针灸大成》）

【部位】内踝之后，跟骨之上，陷者中也。（《灵枢·本输》）

【取法】在内踝尖与跟腱之间凹陷中取穴。

【主治】咽喉疼痛、齿痛、耳聋、咳血、吐血、气喘、咳嗽、消渴、月经不调、失眠、心烦、嗜卧、遗精、阳痿、小便不利、心痛、呕吐、呃逆、大便难、寒疝、腰痛、腹痛、胸胁痛、四肢厥冷、癫痫、疟疾、痢疾、疝气。

【治法】针 3～5 分，灸 5～10 分钟。

【附注】

1. 足少阴之脉所注为输。

2. 太溪为肾经原穴。

（四）大钟（《灵枢·经脉》）

【部位】在足跟后冲中。（《针灸甲乙经》）

【取法】在内踝后下方，当跟腱附着部的内侧凹陷中取穴。简便取穴法，在太溪后下五分取穴。

【主治】咽喉痛、咳喘、咳逆上气、唾血、腹满大便难、呕吐、腹痛、疟疾、嗜卧、小便不利、心烦、癔病、癫痫、腰脊强痛、足跟痛。

【治法】直刺 3 分，艾炷灸 3～5 壮。

【附注】大钟是肾经络穴。

（五）水泉（《针灸甲乙经》）

【部位】去太溪下1寸，在足内踝下。（《针灸甲乙经》）

【取法】太溪直下1寸取穴。

【主治】月经不调、痛经、经闭、阴挺、小便不利、眼目昏花、心下痛、腹中痛、癫痫、腰痛、咳嗽。

【治法】针3～5分，灸3～7分钟。

【附注】水泉是肾经的郄穴。

（六）照海（《针灸甲乙经》）

【部位】在足内踝下1寸。

【取法】足稍内翻，在内踝尖直下1寸凹陷中取穴。

【主治】月经不调、经闭、赤白带下、胞衣不下、阴挺、阴痒、疝气、小便频数、癫狂、癫痫、失眠、嗜卧、咽喉肿痛、便秘腹痛、五更泻、牙痛、瘰病、眩晕、目痛视如见星、尸厥、发热无汗、脚气、生疮、踝关节红肿疼痛。

【治法】直刺3～5分，艾炷灸3～7分钟。

【附注】照海通阴跷，为八脉交会穴之一。

（七）复溜（《灵枢·本输》）

【别名】伏白，昌阳。（《针灸甲乙经》）

【部位】上内踝2寸。（《灵枢·本输》）

【取法】正坐或仰卧时，太溪直上2寸，当跟腱之前缘取穴。

【主治】泄泻、痢疾、肠鸣、腹胀、腹痛、水肿、盗汗、多汗、发热无汗、腰痛、足痿、牙痛、淋病、疟疾、乳痈。无脉证。

【治法】针0.6～1.0寸。

【附注】足少阴之脉所行为经。

（八）交信（《针灸甲乙经》）

【部位】在足内踝上2寸筋骨间。（《针灸甲乙经》）

【取法】在太溪穴上2寸，在复溜穴前与胫骨内侧缘之间取穴。

【主治】月经不调、崩漏、阴挺、痢疾、泄泻、大便难、疝气、小便不利、小腹痛、盗汗、睾丸疼痛、淋病。

【治法】针0.5～1.0寸，艾条灸3～5分钟。

【附注】本穴为阴跷脉的郄穴。

（九）筑宾（《针灸甲乙经》）

【部位】在足内踝上腨分中。（《针灸甲乙经》）

【取法】在太溪与阴谷的连线上，太溪上5寸取穴。

【主治】癫狂、呕吐涎沫、疝痛、转筋、下肢内侧痛。

【治法】针1.0～2.0寸，灸5～10分钟。

【附注】筑宾为阴维脉之郄穴。

（十）阴谷（《灵枢·本输》）

【部位】在膝下内辅骨后，大筋之下，小筋之上，按之应手，屈膝得之。

【取法】正坐，屈膝成90°，在腘窝横纹内侧两筋间取穴。两筋是指半腱肌与半膜肌。

【主治】崩漏、小便不利、癫狂、阳痿、少腹肿、疝痛、膝关节肿痛。

【治法】直刺1.0～2.0寸。

【附注】足少阴之脉所入为合。

（十一）横骨（《针灸甲乙经》）

【别名】下极。（《针灸甲乙经》）

巴蜀名医遗珍系列丛书

【部位】在大赫下 1 寸。

【取法】仰卧位，在脐下 5 寸曲骨旁开 5 分取穴。

【主治】遗精、阳痿、睾丸作痛、脱肛、遗尿、小便不利、淋病、少腹作痛、目赤肿痛。

【治法】直刺 1.0～2.0 寸，艾条灸 5～10 分钟。

【附注】

1. 横骨为足少阴、冲脉交会穴。(《针灸甲乙经》)

2. 少腹部肓俞至横骨为 5 寸折量，这是后世针灸医家为临床取穴方便而定的标准。实际上在《灵枢·骨度》说："天枢以下至横骨，长六寸半。"

3. 肾经在腹部诸穴都是距前正中线 5 分取穴。可用任脉穴位作为胸腹部穴位取穴标准。

（十二）大赫（《针灸甲乙经》）

【别名】阴维，阴关。(《针灸甲乙经》)

【部位】在气穴下 1 寸。(《针灸甲乙经》)

【取法】在中极旁开 5 分，仰卧位取穴。

【主治】遗精、阳痿、子宫脱垂、前阴疼痛、带下、火眼。

【治法】针 1.0～2.0 寸。灸 3～5 分钟。

【附注】大赫为足少阴，冲脉交会穴。(《针灸甲乙经》)

（十三）气穴（《针灸甲乙经》）

【别名】胞门，子户。(《针灸甲乙经》)

【部位】在四满下 1 寸。(《针灸甲乙经》)

【取法】脐下 3 寸，关元旁开 5 分，仰卧取穴。

【主治】腹痛、小便不利、月经不调、带下、经闭、崩漏、痛经、奔豚痛引腰脊、火眼。

【治法】刺入 0.8～1.0 寸。灸 5 分钟。

【附注】气穴为冲脉，足少阴之会。

（十四）四满（《针灸甲乙经》）

【别名】髓府。(《针灸甲乙经》)

【部位】在中注下 1 寸。(《针灸甲乙经》)

【取法】脐下 2 寸，石门旁开 5 分，仰卧取穴。

【主治】腹泄、腹痛、便秘、月经不调、经闭、遗精、水肿、疝气、奔豚、火眼。

【治法】针 1.0～2.0 寸，灸 3～5 分钟。

【附注】四满为冲脉足少阴之会。

（十五）中注（《针灸甲乙经》）

【部位】在肓俞下 1 寸。(《铜人腧穴针灸图经》)

【取法】脐下 1 寸，阴交旁开 5 分，仰卧取穴。

【主治】月经不调、痛经、腹痛、便秘、疝气、目内眦赤痛、腰膝痛。

【治法】针 1.0～2.0 寸，灸 5 分钟。

【附注】中注为足少阴冲脉之会。

（十六）肓俞（《针灸甲乙经》）

【部位】在商曲下 1 寸。(《针灸甲乙经》)

【取法】神阙旁开 5 分，仰卧取穴。

【主治】胃痛、腹痛、腹胀、呕吐、便秘、黄疸、疝气、痛经、淋病、目内眦肿痛。

【治法】针 0.8～1.0 寸，灸 5 分钟。

【附注】肓俞为冲脉足少阴之会。

（十七）商曲（《针灸甲乙经》）

【部位】在石关下 1 寸。（《针灸甲乙经》）

【取法】脐上 2 寸，下脘旁开 5 分，仰卧取穴。

【主治】胃痛、腹痛、腹泻、消化不良、便秘、疝气、目内眦赤痛。

【治法】刺 0.8～1.0 寸，灸 5 分钟。

【附注】商曲为冲脉足少阴之会。

（十八）石关（《针灸甲乙经》）

【部位】在阴都下 1 寸。（《针灸甲乙经》）

【取法】脐上 3 寸，建里旁开 5 分仰卧取穴。

【主治】呕吐、呃逆、腹痛、多唾、便秘、产后瘀血腹痛。

【治法】刺 0.8～1.0 寸，灸 5 分钟。上腹部穴位应注意肝脾肿大者，不可深刺，以预防刺伤肝脾而导致内出血。

【附注】石关为冲脉足少阴之会。

（十九）阴都（《针灸甲乙经》）

【别名】食宫。（《针灸甲乙经》）

【部位】在通谷下 1 寸。（《针灸甲乙经》）

【取法】在脐上 4 寸，中脘穴旁开 5 分仰卧取穴。

【主治】肠鸣、腹胀、腹痛、呕吐、便秘、疟疾、盗汗、咳逆上气、胁下热痛。

【治法】刺入 0.8～1.0 寸，灸 5 分钟，肝脾肿大者不可深刺。

【附注】阴都为冲脉足少阴之会。

（二十）通谷（《针灸甲乙经》）

【部位】在幽门下 1 寸陷者中。（《针灸甲乙经》）

【取法】在脐上5寸，上脘旁开5分仰卧取穴。

【主治】呕吐、腹胀、腹痛、胃脘疼痛、胁痛、消化不良。

【治法】刺入8分，灸5分钟，肝脾肿大者忌深刺。

【附注】通谷为冲脉足少阴之会。

（二十一）幽门（《针灸甲乙经》）

【别名】上门。（《针灸甲乙经》）

【部位】在巨阙两旁各5分陷者中。（《针灸甲乙经》）

【取法】在脐上6寸，巨阙旁开5分仰卧取穴。

【主治】呕吐、胃痛、腹痛、嗳气、泄泻、消化不良、喜唾、心烦、胸胁痛、便脓血、咳逆上气。

【治法】刺入5分，灸5分钟，肝脾肿大者不可深刺。

【附注】幽门为冲脉足少阴之会。

（二十二）步廊（《针灸甲乙经》）

【部位】在神封下1寸6分陷者中。（《针灸甲乙经》）

【取法】在第五肋间隙，前正中线旁开2寸仰卧取穴。

【主治】咳嗽、哮喘、咳逆上气、呕吐、食欲不佳、胸胁满痛。

【治法】刺入4分，灸5分钟。亦可沿肋骨横刺0.5～1.0寸。

【附注】

1. 胸部穴位不能深刺，以预防刺中肺导致气胸。以下神封，灵墟，神藏，彧中，俞府都应注意。

2. 足少阴肾经胸部穴位，都是距前正中线2寸取穴。

（二十三）神封（《针灸甲乙经》）

【部位】在灵墟下1寸6分陷者中。（《针灸甲乙经》）

【取法】在第四肋间隙，前正中线旁开2寸。

【主治】咳嗽、哮喘、呕吐、消化不良、乳痈、乳房痞块、胸胁满痛。

【治法】针 0.5～1.0 寸。

【附注】胸部穴位不宜深刺。

（二十四）灵墟（《针灸甲乙经》）

【部位】在神藏下 1 寸 6 分陷者中。（《针灸甲乙经》）

【取法】在第三肋间隙，前正中线旁开 2 寸仰卧取穴。

【主治】咳嗽、哮喘、呕吐、消化不良、乳痈、胸胁胀痛。

【治法】针 5～6 分，内有肺脏，不可深刺。

（二十五）神藏（《针灸甲乙经》）

【部位】在彧中下 1 寸 6 分陷者中。（《针灸甲乙经》）

【取法】在第二肋间隙，前正中线旁开 2 寸仰卧取穴。

【主治】咳嗽、哮喘、咳逆上气、胸胁痛、呕吐、烦闷不食。

【治法】针 5～6 分，不可深刺。

（二十六）彧中（《针灸甲乙经》）

【部位】在俞府下 1 寸 6 分陷者中。（《针灸甲乙经》）

【取法】在第一肋间隙，前正中线旁开 2 寸仰卧取穴。

【主治】咳嗽、哮喘、呕吐、多唾、不得食、胸胁满痛。

【治法】刺入 4 分，灸 5 分钟。

（二十七）俞府（《针灸甲乙经》）

【部位】在巨骨下，去璇玑旁各 2 寸陷者中。（《针灸甲乙经》）

【取法】在锁骨下缘，前正中线旁开 2 寸仰卧取穴。

【主治】咳嗽、气喘、咳逆上气、胸胁痛、呕吐、不嗜食。

【治法】刺入 4 分，灸 5 分钟。

二、功用归纳

本经腧穴，具有温阳（温运脾阳，温补肾阳，温阳利水，温肾纳气）；养肾阴（滋阴降火，宁心安神，调经止带）；通经活络等功用，小结于后：

（一）温阳

1. 温运脾阳

（1）胃痛：太溪，水泉，商曲，肓俞，幽门。

（2）腹痛：涌泉，大钟，水泉，复溜，交信，横骨，气穴，四满，中注，肓俞，商曲，石关，阴都，通谷，幽门。

（3）腹泻：涌泉，然谷，复溜，交信，四满，商曲，幽门。

（4）便秘：涌泉，太溪，大钟，照海，交信，四满，中注，肓俞，商曲，石关，阴都。

（5）呕吐：太溪，大钟，肓俞，石关，阴都，通谷，幽门，步廊，神封，灵墟，神藏，或中，俞府。

（6）五更泻：照海。

（7）肠鸣：复溜，阴都。

（8）吐涎沫：筑宾，石关。

（9）腹胀：复溜，肓俞，阴都，通谷，神藏。

（10）喜唾：幽门，或中。

（11）食不化：商曲，石关，通谷，幽门，神封，灵墟，或中，俞府，然谷。

（12）四肢厥冷：涌泉，太溪。

（13）少腹肿痛：横骨，阴谷，四满。

（14）脱肛：横骨。

2. 温补肾阳

（1）阳痿；太溪，阴谷，横骨，大赫。

（2）遗精：然谷，太溪，横骨，大赫，四满。

（3）呃逆：太溪，石关，幽门。

（4）嗜睡：涌泉，太溪，照海，大钟。

3. 温阳利水，通淋

（1）小便不利：涌泉，太溪，大钟，水泉，交信，阴谷，横骨，气穴。

（2）遗尿：阴谷。

（3）小便频数：照海。

（4）淋病：复溜，交信，横骨，肓俞。

（5）水肿：然谷，复溜，四满。

4. 温肾纳气

（1）气喘：涌泉，然谷，太溪，大钟，步廊，灵墟，神藏，彧中，俞府。

（2）咳嗽：涌泉，水泉，太溪，彧中。

（3）咳逆上气：太溪，大钟，阴都，幽门，步廊，神藏，彧中，俞府。

（二）养肾阴

1. 滋阴降火

（1）头痛：涌泉。

（2）牙痛：太溪，照海，复溜。

（3）咽喉疼痛：涌泉，然谷，太溪，大钟，照海。

（4）目赤痛：照海，横骨，大赫，气穴，四满。

（5）胸胁痛：涌泉，太溪，阴都，幽门，步廊，神封，灵墟，神藏，或中，俞府。

（6）心痛：涌泉，然谷，太溪。

（7）痿证：涌泉，复溜，阴谷。

（8）目内眦痛：中注，肓俞，商曲。

（9）盗汗：复溜，交信。

（10）自汗：涌泉，然谷。

（11）多汗：复溜。

（12）耳鸣、耳聋：太溪。

（13）鼻衄：涌泉。

（14）咳血：然谷，太溪，大钟。

（15）吐血：太溪。

（16）口中热痛：复溜。

（17）消渴：涌泉，然谷。

2. 宁心安神、醒脑开窍、息风镇静

（1）失眠：涌泉，太溪，照海。

（2）癫：涌泉，然谷，筑宾，阴谷。

（3）痫：太溪，大钟，水泉，照海。

（4）心烦：涌泉，太溪，大钟，幽门，神藏。

（5）瘛疭：照海。

（6）喜笑不休：复溜。

（7）遗精：然谷，横骨，大赫。

3. 调经止带

（1）月经不调：然谷，太溪，水泉，照海，交信，气穴，四满，中注。

（2）痛经：水泉，肓俞，中注，气穴。

（3）经闭：水泉，照海，气穴，四满。

（4）崩漏：交信，阴谷，气穴。

（5）带下：照海，大赫，气穴。

（三）通经活络

1.转筋：涌泉，筑宾。

2.腰痛：涌泉，太溪，大钟，复溜，中注。

3.足跟痛：大钟。

4.睾丸痛：交信，横骨。

5.膝肿痛：阴谷，中注。

6.乳房痞块：神封。

7.脚气：照海。

8.无脉证：复溜。

（四）其他

1.尸厥：涌泉。

2.疟疾：太溪，大钟，复溜，阴都。

3.奔豚：气穴，四满。

4.痰：然谷，复溜，阴谷。

5.胞衣不下：照海。

6.阴挺：然谷，照海，水泉，交信，大赫。

7.痢疾：太溪，复溜，交信。

8.乳痈：复溜。

9.痔疮：复溜。

第九节　手厥阴心包经（9穴）

一、腧穴各论

（一）天池（《灵枢·本输》）

【别名】天会。（《针灸甲乙经》）

【部位】在乳后1寸，腋下3寸。（《针灸甲乙经》）

【取法】在第四肋间隙，乳头外侧1寸，仰卧取穴。

【主治】头痛、胸痛、胸闷、肋痛、瘰疬、腋肿、咳嗽、乳痛。

【治法】刺入5分，灸3分钟。

【附注】妇女取穴不能以两乳头为准，应以锁骨中线与第四肋间隙交点处向外1寸，仰卧取穴。

（二）天泉（《针灸甲乙经》）

【别名】天温（《针灸甲乙经》）。天湿（《铜人腧穴针灸图经》）。

【部位】在曲腋下去臂2寸。（《针灸甲乙经》）

【取法】在上臂掌侧，腋纹头下2寸，肱二头肌长短头之间，仰卧开腋举臂取穴。

【主治】心痛、胸胁支满、咳嗽、水肿、胸肋痛、胸背及上肢内侧酸麻作痛。

【治法】针1.0～1.5寸，灸3分钟。

【附注】腋横纹至肘横纹作9寸作为阴经取穴标准。

（三）曲泽（《灵枢·本输》）

【部位】曲泽，肘内廉下陷者之中也，屈而得之。（《灵枢·本输》）

【取法】在肘横纹中，肱二头肌腱尺侧缘，屈肘仰掌取穴。

【主治】心痛、胁痛、心悸、心烦、咳喘、胃痛、腹痛、呕吐、热病、风疹、瘰疬、吐血、肘臂疼痛、口中热痛。

【治法】直刺 1.0～1.5 分，或用三棱针刺血，亦可采用刮痧，艾条灸 3～5 分钟。

【附注】曲泽为手厥阴心包络之合穴。

（四）郄门（《针灸甲乙经》）

【部位】手心主郄，去腕 5 寸。(《针灸甲乙经》)

【取法】在腕横纹上 5 寸，两筋间，屈肘仰掌取穴。

【主治】心痛、胸痛、胁痛、心悸、心烦、心慌、呕血、衄血、咳血、疔疮、癫疾、上肢不遂、呕逆。

【治法】针 1.0～1.5 寸，灸 3～7 分钟。

【附注】

1. 郄门为手厥阴心包经之郄穴。

2. 肘横纹至腕横纹作 12 寸计算。

3. 两筋是指掌长肌腱和桡侧腕屈肌腱，以下各穴相同。

（五）间使（《灵枢·本输》）

【部位】在掌后 3 寸，两筋间陷者中。(《针灸甲乙经》)

【取法】在腕横纹上 3 寸，两筋间屈肘仰掌取穴。

【主治】心痛、胸胁痛、心悸、心烦、心慌、癫狂痫、热病、疟疾、失语、胃痛、呕吐、胸痹、健忘、盗汗、尸厥、腋肿、肘臂痛、上肢内侧疼痛。

【治法】针 0.5～1.0 寸，灸 3～5 分钟。

【附注】间使是心包经的经穴。

（六）内关（《灵枢·经脉》）

【部位】内关去腕 2 寸，出于两筋之间。(《针灸甲乙经》)

【**取法**】在腕横纹上2寸，两筋间，屈肘仰掌取穴。

【**主治**】心痛、胸胁痛、失眠、心悸、心慌、癫狂、胃痛、腹痛、呕吐、呃逆、食欲不振、哮喘、中暑、癔病、不省人事、胸痹胸痛、语言不利、肘臂痛、上肢痿弱无力、吐血、无脉症、发热无汗、目黄。

【**治法**】针0.5～1.0寸，艾炷灸3～5分钟。

【**附注**】

1. 内关为手厥阴心包经的络穴。

2. 本穴为八脉交会穴之一，通于阴维。

（七）大陵（《灵枢·九针十二原》）

【**部位**】在掌后两筋间陷者中。（《针灸甲乙经》）

【**取法**】在腕横纹中夹两筋间，屈肘仰掌取穴。

【**主治**】头痛、心痛、心悸、癫狂痫、胃痛、腹痛、呕吐、胸胁痛、咽喉肿痛、咯血、吐血、疟疾、目痛、目黄、火眼、热病、便秘、瘰疬、耳鸣、耳聋、短气、掌中热、肘臂挛痛。

【**治法**】针5～8分。

【**附注**】大陵为手厥阴心包经的输穴，原穴。

（八）劳宫（《灵枢·本输》）

【**别名**】五里（《针灸甲乙经》）；掌中（《针灸大成》）。

【**部位**】劳宫，掌中中指本节之内间也。（《灵枢·本输》）

【**取法**】手掌心横纹中，在第二三掌骨之间，屈肘仰掌取穴。

【**主治**】癫狂、痫证、癔病、失眠、呕吐、呃逆、口疮、中暑、中风、鹅掌风、咽喉痛、气喘、衄血、目黄、热黄疸、口中热、胸胁作痛、喜笑不休。

【**治法**】针3～5分，灸3分钟。狂证宜强刺、泻法。

【附注】劳宫为手厥阴心包经之荥穴。

（九）中冲（《灵枢·本输》）

【部位】在手中指之端，去爪甲如韭叶陷者中。（《针灸甲乙经》）

【取法】手中指端内廉，桡侧爪甲角一分取穴。

【主治】中暑、不省人事、中风、热厥、心烦、癔病、癫狂、头痛、心痛、尸厥、胃痛、舌强不语、舌本强痛、耳鸣、小儿夜啼、发热无汗。

【治法】针入1分，多采用三棱针刺血。

【附注】中冲是心包经的井穴。

二、功用归纳

手厥阴心包经，具有泻心火（宁心安神、凉血止血、清热解暑、泻热解毒）；宽胸理气；和胃降逆；开窍聪耳；养阴止汗和通经络等功用，小结如下：

（一）泻心火

1. 宁心安神、醒脑开窍

（1）失眠：劳宫，内关。

（2）心悸：大陵，内关，间使，郄门，曲泽。

（3）心慌：内关，间使，郄门。

（4）心烦：中冲，劳宫，间使，郄门，曲泽。

（5）癫证：中冲，劳宫，大陵，间使，内关。

（6）狂证：劳宫，大陵，间使。

（7）痫证：劳宫，大陵，间使。

（8）喜笑不休：劳宫，大陵。

（9）健忘：间使。

（10）癔病：中冲，劳宫，内关。

2. 凉血止血

（1）衄血：劳宫，郄门。

（2）呕血：大陵，内关，间使，郄门，曲泽。

（3）咯血：大陵，郄门。

3. 清热解暑

（1）中暑：中冲，劳宫，内关。

（2）咽喉痛：劳宫，大陵。

（3）掌中热：大陵，劳宫。

（4）口中热痛：劳宫，大陵，曲泽。

（5）热病：劳宫，大陵，间使，曲泽。

4. 泻热解毒、软坚散结

（1）口疮：大陵。

（2）疔疮：郄门。

（3）风疹：曲泽。

（4）瘰疬：天池。

（5）乳痈：天池。

（6）鹅掌风：劳宫。

（7）疟疾：大陵，间使。

（8）火眼：大陵。

（二）宽胸理气、宣肺止咳平喘

1. 咳嗽：天池，天泉，曲泽。

2. 气喘：劳宫，内关，曲泽。

3. 短气：大陵。

4. 胸闷：内关，天池。

5. 胸痛：劳宫，大陵，内关，郄门，曲泽，天泉，天池。

6. 胸胁痛：劳宫，大陵，内关，间使，曲泽，郄门，天池。

7. 心痛：中冲，大陵，内关，间使，郄门，曲泽，天泉。

8. 胸胁支满：内关，天泉。

（三）和胃降逆

1. 呃逆：郄门，内关，劳宫。

2. 呕吐：劳宫，大陵，间使，内关，曲泽。

3. 哕气：郄门。

4. 胃痛：中冲，内关，间使，大陵，曲泽。

5. 腹痛：内关，曲泽，大陵。

6. 不思饮食：劳宫，内关。

7. 便秘：劳宫，大陵，曲泽。

（四）开窍聪耳

1. 中风：中冲，劳宫。

2. 不省人事：中冲，内关。

3. 热厥：中冲。

4. 耳鸣：中冲，大陵。

5. 失音：间使。

（五）养阴止汗

1. 盗汗：间使。

2. 多汗：大陵。

3. 发热无汗：中冲，劳宫，内关。

（六）通经活络、清热除温

1. 头痛：中冲，大陵，天池。

2. 舌强不语：中冲，内关。

3. 痿证：内关。

4. 无脉症：内关。

5. 目痛：大陵。

6. 目黄：劳宫，大陵，内关。

7. 舌本强痛：中冲。

第十节　手少阳三焦经（23穴）

一、腧穴各论

（一）关冲（《灵枢·本输》）

【部位】在小指次指之端，去爪甲角如韭叶。（《针灸甲乙经》）

【取法】在无名指尺侧爪甲角约0.1寸，俯掌取穴。

【主治功用】头痛，面痛，目赤，咽喉肿痛，胸胁痛，热病，心烦，口渴，舌强，耳鸣，耳聋，肘臂疼痛、麻木。

【治法】针1～2分或用三棱针点刺放血。

【附注】关冲是三焦经的井穴。

（二）液门（《灵枢·本输》）

【别名】掖间（《备急千金要方》）。

【部位】在小指次指间陷者中。（《针灸甲乙经》）

【取法】握拳时，在第四、五指之间，掌指关节前凹陷中取穴。

【主治】疟疾、头痛、目赤、耳聋、咽喉肿痛、发热无汗、乳汁不通、蛇伤、齿痛、狂疾、短气、心悸、面肿、耳聋、手臂麻木、疼痛。

【治法】针 3～5 分，灸 5 分钟。

【附注】液门为手少阴经的荥穴。

（三）中渚（《针灸甲乙经》）

【部位】在手小指次指本节后陷者中。（《针灸甲乙经》）

【取法】在第四、五掌骨小头后缘之间凹陷中，液门后 1 寸，握拳或俯掌取穴。

【主治】中风、落枕、头痛、目赤、面痛、面肿、目䀮䀮、耳鸣耳聋、耳痛、咽喉肿痛、聋哑、疟疾、癫狂、昏迷、热病无汗、大便难、肘臂麻木疼痛、手背红肿热痛。

【治法】针 5 分，艾条灸 3～5 分钟。

【附注】中渚为手少阳三焦经的输穴。

（四）阳池（《灵枢·本输》）

【别名】别阳。（《针灸甲乙经》）

【部位】在手表上腕陷者中。（《针灸甲乙经》）

【取法】在腕背横纹中，指总伸肌腱尺侧缘凹陷中，轻握拳俯掌取穴。

【主治】疟疾、消渴、头痛、耳聋、痹证、腕关节扭伤、肩臂痛、腹痛、发热无汗、中风上肢不遂。

【治法】针 3～5 分。

【附注】阳池为手少阳三焦经之原穴。

（五）外关（《灵枢·根结》）

【部位】在腕后 2 寸陷者中。（《针灸甲乙经》）

【取法】在腕背横纹上 2 寸，桡骨与尺骨之间。正坐俯掌取穴。

【主治】腹痛、便秘、癫痫、癫狂、发热、头痛、中风上肢不遂、痿证、痹证、耳鸣、耳聋、目赤肿痛、颊肿、胁痛、瘰疬、水肿、肘臂屈伸不利、腕关节肿痛。

【治法】针 0.5～1.0 寸，艾炷灸 3 分钟。

【附注】

1. 外关为手少阳经的络穴。

2. 本穴为八脉交会穴之一，通于阳维。

（六）支沟（《灵枢·本输》）

【别名】飞虎。(《针灸大成》)

【部位】在腕后 3 寸两骨之间陷者中。(《针灸甲乙经》)

【取法】在腕背横纹上 3 寸，桡骨与尺骨之间俯掌平放取穴。

【主治】便秘、呕吐、腹泻、胃病、暴喑、耳鸣、耳聋、臂痛、咳嗽、经闭、疥癣、瘰疬、面肿、热病无汗、上肢不遂、肩背胸胁作痛。

【治法】针入 0.5～1.0 寸，灸 3～5 分钟。

【附注】支沟是三焦经的经穴。

（七）会宗（《针灸甲乙经》）

【部位】在腕后 3 寸空中。(《针灸甲乙经》)

【取法】在支沟穴尺侧 1 寸，屈肘俯掌平放取穴。

【主治】耳鸣、耳聋、心痛、癫痫、上肢疼痛、偏废无用。

【治法】针 0.5～1.0 寸，灸 3 分钟。

【附注】会宗是手少阳经的郄穴。

（八）三阳络（《针灸甲乙经》）

【别名】过门（《针灸大成》)。过问（《类经图翼》)。

【部位】在臂上大交脉，支沟上 1 寸。(《针灸甲乙经》)

【取法】腕背横纹中点直上4寸两骨间。支沟上1寸取穴。前臂旋前，肘关节半屈平放，正坐取穴。

【主治】耳鸣、耳聋、暴喑齿痛、手臂痛、上肢偏废无用、嗜卧。

【治法】针0.5～1.0寸，灸3分钟。

（九）四渎（《针灸甲乙经》）

【部位】在肘前2寸，外廉陷者中。（《针灸甲乙经》）

【取法】在前臂背侧，肘下5寸，尺骨桡侧缘，正坐屈肘俯掌取穴。

【主治】水肿、小便不利、牙痛、耳聋、暴喑、前臂肿痛、偏废不用、短气。

【治法】针0.5～1.0寸。

（十）天井（《灵枢·本输》）

【部位】在肘外大骨之后，两筋间陷中。（《针灸甲乙经》）

【取法】屈肘，在尺骨鹰嘴上1寸凹陷中，屈肘成直角，掌心向胸，平放取穴。

【主治】偏头痛、面瘫、面肿、癫痫、瘰疬、胁痛、胸痛、胃痛、心痛、风疹、手颤、耳后颈项肩背疼痛、肘关节肿痛。

【治法】针0.5～1.0寸。

【附注】

1.天井是手少阳三焦经的合穴。

2.手少阳下合穴是膀胱经的委阳。

（十一）清冷渊（《针灸甲乙经》）

【部位】在肘上2寸，伸手举臂取之。（《铜人腧穴针灸图经》）

【取法】在尺骨鹰嘴上2寸，天井上1寸，屈肘成直角，掌心向胸，平放取穴。

【主治】头痛、目黄、目痛、肩臂痛不能举、上肢痿痹偏废无用。

【治法】针 0.5～1.0 寸。

【附注】尺骨鹰嘴至腋纹头水平线作 9 寸计算。

（十二）消泺（《针灸甲乙经》）

【部位】在肩下臂外，开腋斜肘分下胻。(《针灸甲乙经》)

【取法】肩下臂外侧，尺骨鹰嘴上 5 寸，正坐屈肘，掌心向胸。平放取穴。

【主治】头痛、牙痛、癫疾、项强、肩臂痛、瘿瘤。

【治法】针 1.0～2.0 寸。

（十三）臑会（《针灸甲乙经》）

【别名】臑髎（《针灸甲乙经》）。

【部位】在臂前廉，去肩头 3 寸。(《针灸甲乙经》)

【取法】在肩髎穴下 3 寸，三角肌后缘，正坐或平卧取穴。

【主治】目疾、中风上肢不遂、痿痹上肢无用、五十肩、瘰疬、痹证、肩关节扭伤。

【治法】直刺 1～2 寸，斜刺可深达 3 寸。

（十四）肩髎（《针灸甲乙经》）

【部位】在肩端臑上，斜举臂取之。(《针灸甲乙经》)

【取法】在肩峰外下方，肩髃穴后 1 寸凹陷中，正坐抬肩取穴。

【主治】五十肩、肩关节肿痛、中风上肢不遂、痿证上肢无用。

【治法】针 1～2 寸。进针后要保持固定体位。

（十五）天髎（《针灸甲乙经》）

【部位】在肩胛骨上角，曲垣穴上 1 寸。(《针灸甲乙经》)

【取法】在肩峰与大椎连线的中点，肩井穴后 1 寸，正坐抬肩取穴。

【主治】心烦、发热无汗、项强、肩臂痛。

【治法】刺入 8 分。不能深针，内有肺尖。

【附注】本穴为手少阳、阳维交会穴。

（十六）天牖（《灵枢·本输》）

【部位】在颈筋间，缺盆上，天容后，天柱前，完骨后，发际上。（《针灸甲乙经》）

【取法】在乳突（完骨）后下方，胸锁乳突肌后缘，约平下颌角，正坐取穴。

【主治】头痛、头眩、瘰疬、暴喑、视物不明、腰痛、疟疾、乳痛、目痛、耳聋、面肿、口眼㖞斜、发热无汗、鼻不闻香臭。

【治法】针 1.0～1.5 寸。

（十七）翳风（《针灸甲乙经》）

【部位】在耳后陷者中，按之引耳中。（《针灸甲乙经》）

【取法】在乳突前下方，平耳垂后缘凹陷中，端坐或仰卧位取穴。

【主治】耳鸣、耳聋、耳痛、耳痒、聋哑、瘰疬、牙关紧闭、暴喑不能言、耳生疮流脓、面痛、口眼㖞斜、颊肿。

【治法】针 0.8～1.2 寸。

【附注】本穴为手足少阳经交会穴。

（十八）瘈脉（《针灸甲乙经》）

【别名】资脉（《针灸甲乙经》）；套脉（《针灸大成》）。

【部位】在耳本后，鸡足青络脉。

【取法】在乳突（完骨）中央，当翳风与角孙沿耳后弧形连续的下 1/3 处取穴，约翳风后上方 1 寸许，端坐取穴。

【主治】头痛、耳鸣、耳聋、呕吐泄泻、惊风、健忘、癫痫。

【治法】针 3 ～ 5 分。

（十九）颅息（《针灸甲乙经》）

【部位】在耳后间青络脉。（《针灸甲乙经》）

【取法】在翳风与角孙沿耳后弧形连线的上 1/3 与中 1/3 交点取穴。

【主治】头痛、耳鸣、耳聋、耳痛、小儿惊风、呕吐涎沫、胸胁痛、健忘。

【治法】刺入 1 分。

（二十）角孙（《针灸甲乙经》）

【部位】在耳廓中间，开口有孔。（《针灸甲乙经》）

【取法】在耳尖处发际，端坐或平卧取穴。

【主治】颊肿、牙痛、目疾、偏头痛、耳部红肿、耳鸣、项强。

【治法】针入 3 分。治疟腮初期，用角孙暴灯火，可获良效。

【附注】角孙为手少阳、手阳明经交会穴。（《针灸甲乙经》）

（二十一）耳门（《针灸甲乙经》）

【部位】在耳前起肉当耳缺者。（《针灸甲乙经》）

【取法】在耳屏上切迹前，下颌骨髁状突后缘凹陷中，端坐取穴。

【主治】耳鸣、耳聋、耳痛、聤耳、耳中痒、齿痛面痛。

【治法】针 5 ～ 8 分。

【附注】耳聋鸣，头颌痛，耳门主之。（《针灸甲乙经》）

（二十二）和髎（《针灸甲乙经》）

【部位】在耳前兑发下横动脉。（《针灸甲乙经》）

【取法】在鬓发后缘，平目外眦，颞浅动脉后缘，端坐取穴。

【主治】头痛、牙痛、面痛、耳鸣、耳聋、牙关紧闭、口眼㖞斜、颌颊肿。

巴蜀名医遗珍系列丛书

【治法】刺入 3 分。

【附注】进针时注意避开动脉。

（二十三）丝竹空（《针灸甲乙经》）

【别名】巨髎（《针灸甲乙经》）；目髎（《针灸大成》《类经图翼》）。

【部位】在眉后陷者中。（《针灸甲乙经》）

【取法】在眉梢处凹陷中，正坐取穴。

【主治】头痛、目眩、牙痛、面痛、眉棱骨痛、中风、口眼㖞斜、癫狂痫、流涎。

【治法】横刺 0.5 ～ 1.0 寸。

二、功用归纳

手少阳三焦经，具有泻三焦火（明目，聪耳，除烦，止痛，解毒，止血，调经）；平肝息风；调理脾胃，通调水道；通经活络等功用，小结于后：

（一）泻三焦火

1. 明目聪耳

（1）目赤：关冲，液门，中渚，外关，丝竹空。

（2）目䀮䀮：中渚。

（3）目痛：中渚，清冷渊，天髎。

（4）目黄：清冷渊，角孙，丝竹空。

（5）耳鸣：关冲，液门，中渚，外关，耳门，翳风，颅息。

（6）耳聋：关冲，液门，四渎，会宗，天髎，翳风，耳门。

（7）聤耳：翳风，耳门。

2. 清热除烦、生津止渴

（1）心烦：关冲，天髎。

（2）口渴：关冲。

（3）发热无汗：液门，阳池，支沟，天髎，天牖。

（4）发热：关冲，液门，中渚，外关，支沟。

（5）消渴：阳池。

3. 止痛

（1）咽喉痛：关冲，液门，中渚。

（2）偏头痛：天井，角孙。

（3）头痛：关冲，液门，中渚，阳池，外关，清冷渊，消泺，天牖，瘈脉，颅息，和髎，丝竹空。

（4）牙痛：关冲，三阳络，四渎，消泺，角孙，耳门，和髎，丝竹空。

（5）胸肋痛：关冲，支沟，天井，颅息。

（6）面痛：关冲，中渚，和髎。

（7）腰痛：天牖。

（8）胃痛：支沟，天井。

（9）耳痛：中渚，耳门，翳风。

（10）耳后痛：天井。

4. 清热解毒、软坚散结

（1）耳中流脓：翳风，耳门。

（2）瘿瘤：臑会。

（3）疥癣：支沟。

（4）乳痈：天牖。

（5）风疹：天井。

（6）瘰疬：支沟，天井，外关，臑会，天髎，翳风。

（7）蛇伤：液门。

5. 止血调经

（1）衄血：天髎。

（2）经闭：支沟。

（二）平肝息风

1. 中风：关冲，中渚，阳池。

2. 癫：外关，会宗，天井，消泺，天髎，丝竹空。

3. 狂：中渚、液门、外关、丝竹空。

4. 痫：天井，瘈脉。

5. 惊风：瘈脉，颅息。

6. 眩晕：天髎，丝竹空。

7. 手颤：外关，天井。

8. 眼睑眴动：丝竹空。

9. 痉：翳风，丝竹空。

10. 心悸：液门。

（三）醒脑开窍

1. 昏迷：中渚。

2. 健忘：瘈脉，颅息，丝竹空。

3. 嗜卧：三阳络。

4. 不闻香臭：天髎。

5. 暴喑：支沟。

（四）调理脾胃

1. 腹痛：外关，阳池。

2. 腹泻：支沟，瘈脉。

3. 呕吐：支沟，瘈脉，颅息。

4. 便秘：中渚，外关，支沟。

（五）通调水道

1. 小便不利：四渎。

2. 水肿：外关，四渎。

（六）通经活络

1. 舌强：关冲。

2. 口眼㖞斜：天牖，翳风，和髎，丝竹空。

3. 痿证：外关，臑会，肩髎。

4. 痹证：阳池，外关，臑会，肩髎。

5. 五十肩：臑会，肩髎。

6. 手背肿痛：中渚。

7. 落枕：中渚。

8. 眉棱骨痛：丝竹空。

9. 乳汁不通：液门。

（七）其他

1. 咳嗽：支沟。

2. 短气：液门，四渎，天井。

3. 流涎：丝竹空。

4. 疟疾：液门，中渚，阳池，天牖。

第十一节　足少阳胆经（44穴）

一、腧穴各论

（一）瞳子髎（《针灸甲乙经》）

【别名】太阳、前关。（《备急千金要方》）

【部位】在目外去眦5分。（《针灸甲乙经》）

【取法】在目外眦旁5分，眼眶骨外侧缘凹陷中取穴。

【主治】偏头痛、目赤肿痛、目眡眡、目盲、青盲、迎风流泪、面痛、口眼㖞斜、眼睑𥆧动。

【治法】针3～5分。禁用化脓灸。

【附注】

1. 本穴为手太阳、手足少阳经交会穴。（《针灸甲乙经》）

2. 面部诸穴禁用艾炷化脓灸。

（二）听会（《针灸甲乙经》）

【别名】后关，听河。（《类经图翼》）

【部位】在耳前陷者中。（《针灸甲乙经》）

【取法】在耳屏间切迹前方，下颌骨髁状突后缘、张口有孔处，正坐仰靠位取穴。

【主治】耳鸣、耳聋、聋哑、中耳炎、耳痛、耳痒、牙痛、面痛、面瘫、面肿、疟腮、瘰疬、目泪。

【治法】针1.0～2.0寸。

（三）上关（《灵枢·本输》）

【别名】客主人。（《内经》）

【部位】在耳前上廉起骨端，开口有孔。（《针灸甲乙经》）

【取法】在颧骨弓上缘鬓发中,当下关直上,和髎穴前,张口有孔,正坐仰靠位取穴。

【主治】头痛、面痛、牙痛、耳鸣、耳聋、耳痛、目痛、青盲、口眼㖞斜、瘈疭、惊痫、口噤不开。

【治法】针 0.5～1.0 寸。

【附注】上关为手足少阳,足阳明经交会穴。

（四）颔厌（《针灸甲乙经》）

【部位】在曲周颞颥上廉。(《针灸甲乙经》)

【取法】在头维与曲鬓穴弧形连线上 1/4 与中 3/4 的交点处取穴。

【主治】偏头痛、面瘫、齿痛、目疾、耳鸣、惊痫、口眼㖞斜。

【治法】针 7 分。

【附注】本穴为手足少阳,足阳明经交会穴。

（五）悬颅（《灵枢·寒热》）

【部位】在曲周颞颥中。(《针灸甲乙经》)

【取法】头维与曲鬓穴弧形连线 1/2 中点,端坐取穴。

【主治】偏头痛、面痛、牙痛、目疾、面肿。

【治法】向后沿皮针 3～5 分。

（六）悬厘（《针灸甲乙经》）

【部位】在曲周颞颥下廉。(《针灸甲乙经》)

【取法】在头维与曲鬓弧形连线的下 1/4 与上 3/4 的交点,正坐取穴。

【主治】偏头痛、面痛、牙痛、面肿、目外眦痛、热病无汗。

【治法】沿皮刺 2～3 分。

【附注】本穴为手足少阳,阳明之会。(《针灸甲乙经》)

（七）曲鬓（《针灸甲乙经》）

【部位】在耳上入发际，曲隅陷者中，鼓颔有孔。（《针灸甲乙经》）

【取法】在耳前鬓发后缘直上，平角孙穴，正坐取穴。

【主治】头痛连齿、牙痛、面痛、颊颔肿、暴喑、项强、口噤、牙关活动不利、小儿瘛疭、耳疾。

【治法】向后沿皮针 2～3 分，对口噤不开，面痛，颊肿，可以采用灯火灸治疗。

【附注】

1. 曲鬓为足少阳太阳之交会穴。

2. 颈颔支满，痛引牙齿，口噤不开，急痛不能言，曲鬓主之。（《针灸甲乙经》）

（八）率谷（《针灸甲乙经》）

【部位】在耳上入发际 1 寸 5 分。（《针灸甲乙经》）

【取法】耳尖直上入发际 1 寸 5 分取穴，坐位或仰卧位取穴。

【主治】偏头痛、目眩、心烦、呕吐、小儿急慢惊风、中风半身不遂。

【治法】沿皮向下针 3～5 分，小儿急惊风可采用灯火灸。

【附注】

1. 率谷为足少阳、太阳交会穴。（《针灸甲乙经》）

2. 根据《灵枢·经筋》说的"维筋相交"，左络于右，故伤左角，右足不用的理论。取足少阳胆经头部的输穴可以主治中风肢体偏废无用，临床实践证明可以提高疗效，缩短病程。

（九）天冲（《针灸甲乙经》）

【部位】在耳上如前 3 分。（《针灸甲乙经》）

【取法】在耳根后缘直上，入发际 2 寸，率谷后约 5 分，正坐取穴。

【主治】头痛、牙痛、癫疾、惊悸、瘿气、暴喑、狂证、中风半身不遂。

【治法】沿皮刺 3～5 分。

【附注】头痛，目窗及天冲风池主之。

（十）浮白（《针灸甲乙经》）

【部位】在耳根上缘，向后入发际 1 寸。

【取法】在耳根上缘，向后入发际横量 1 寸，正坐或侧卧位取穴。

【主治】耳鸣、耳聋、头痛、牙痛、目疾、瘿气、颈项肿痛、中风偏废无用。

【治法】沿皮刺 5～8 分。

【附注】本穴为足少阳太阳之交会穴。

（十一）窍阴（《针灸甲乙经》）

【别名】枕骨。（《针灸大成》）

【部位】在完骨上，枕骨下，摇动应手。（《针灸甲乙经》）

【取法】在浮白下 1 寸，乳突根部，距耳廓根部 1 寸，正坐或侧卧取穴。

【主治】头痛、项强、耳痛、耳聋、耳鸣、目疾、四肢转筋。

【治法】针 5～8 分。

【附注】本穴为足少阳太阳之会。（《针灸甲乙经》）

（十二）完骨（《素问·气穴论》）

【别名】枕骨。（《类经图翼》）

【部位】在耳后入发际 4 分。（《针灸甲乙经》）

【取法】耳后乳突后下方凹陷中入发际 4 分。

【主治】头痛、咽喉痛、项强、落枕、颊肿、喉痹、牙痛、面痛、耳后疼痛、耳鸣、耳聋、疟疾、癫疾、足痿、口眼㖞斜。

【治法】针5～8分，艾条灸3～5分钟。

【附注】本穴为足太阳少阳之会。(《针灸甲乙经》)

（十三）本神（《针灸甲乙经》）

【别名】直耳。(《铜人腧穴针灸图经》)

【部位】在曲差两旁各1寸5分，在发际。(《针灸甲乙经》)

【取法】在神庭旁开3寸，端坐或仰卧取穴。

【主治】头痛、目眩、癫痫、小儿惊痫、呕吐涎沫、项强、中风肢体偏废无用、头皮麻木。

【治法】沿皮刺3～5分，艾条灸3～5分钟。

【附注】本神为足少阳阳维之会。(《针灸甲乙经》)

（十四）阳白（《针灸甲乙经》）

【部位】在眉上1寸直瞳子。(《针灸甲乙经》)

【取法】目正视，瞳孔直上，眉上1寸，端坐或仰卧取穴。

【主治】头痛、面痛、面瘫、目不能闭、目痛、眼睑𥆥动、眼睑下垂、癫痫目上视。

【治法】向下沿皮针0.5～1.0寸，慎勿刺伤眼球，艾条灸5分钟。

【附注】阳白为足少阳、阳维之会。(《针灸甲乙经》)

（十五）头临泣（《针灸甲乙经》）

【部位】当目上眦直入发际5分陷者中。(《针灸甲乙经》)

【取法】阳白穴直上，入发际5分，当神庭与头维的连线上，端坐或仰卧取穴。

【主治】头痛、鼻塞、鼻渊、癫痫、目疾、疟疾、小儿惊风、中风半身不遂。

【治法】沿皮向上刺3～5分，亦可采用皮肤针叩刺，艾条灸3～5分钟。

【附注】

1. 临泣为足太阳、少阳、阳维之会。(《针灸甲乙经》)

2. 中风肢体偏废无用，取临泣至风池用滚针，每日1～2次，每次从临泣向风池方向滚50～100次，以病人舒适为宜。

（十六）目窗（《针灸甲乙经》）

【别名】至荣。(《针灸甲乙经》)

【部位】在临泣后1寸。(《针灸甲乙经》)

【取法】阳白直上，在阳白与风池的弧形连线上，入前发际1寸5分，端坐，头略向前垂取穴。

【主治】头痛、牙痛、癫疾、火眼、目赤、目痛、目眩、青盲、目不明、鼻塞、头面浮肿、头皮麻木。

【治法】沿皮向上针5～8分，艾条灸3～5分钟。

（十七）正营（《针灸甲乙经》）

【部位】在目窗后1寸5分。(《针灸大成》)

【取法】阳白直上，在阳白与风池的弧形连线上，前发际入发2寸5分，仰靠位取穴。

【主治】偏头痛、牙痛、眩晕、中风半身不遂、头面浮肿、头皮麻木、疼痛。

【治法】沿皮刺5～8分。

【附注】正营为足少阳、阳维之会。(《针灸甲乙经》)

（十八）承灵（《针灸甲乙经》）

【部位】在正营后1寸5分。（《针灸甲乙经》）

【取法】前发际入发4寸，正营后1寸5分，端坐取穴。

【主治】头痛、目痛、鼻渊、鼻衄、眩晕、头皮麻木、疼痛。

【治法】沿皮针5～8分。

【附注】承灵为足少阳、阳维之会。（《针灸甲乙经》）

（十九）脑空（《针灸甲乙经》）

【别名】颞颥。（《针灸甲乙经》）

【部位】在承灵后1寸5分，夹玉枕下陷者中。（《针灸甲乙经》）

【取法】在承灵后5.5寸，平玉枕正坐或俯卧取穴。

【主治】头痛、眩晕、癫疾、心悸、热病、鼻衄、耳鸣、耳聋、气喘、感冒、头风、项强、目赤痛、目不明。

【治法】沿皮针5～8分。

【附注】脑空为足少阳、阳维之会。（《针灸甲乙经》）

（二十）风池（《针灸甲乙经》）

【部位】在颞颥后发际陷者中。（《针灸甲乙经》）

【取法】在胸锁乳突肌与斜方肌之间，平风府穴处，俯卧位或俯伏位取穴。

【主治】头痛、头风、头项痛、面痛、失眠、呕吐、眩晕、中风、癫痫、不省人事、目疾、感冒、咳嗽、气喘、咳逆上气、耳鸣、耳聋、耳痛、聋哑、耳中流脓、耳痒、痄腮、疟疾、鼻衄、发烧、热病心烦、热病无汗、寒热往来、胸肋苦满、肩背痛、项强、瘿瘤、口眼㖞斜、半身不遂。

【治法】斜向对侧眼部针1.0～2.0寸。灸5～10分钟。

【附注】风池为足少阳、阳维之会。(《针灸甲乙经》)

（二十一）肩井（《针灸甲乙经》）

【别名】膊井。(《针灸甲乙经》)

【部位】在肩上陷者中，缺盆上，大骨前。(《针灸甲乙经》)

【取法】在肩上，当大椎与肩峰连线的中点处，端坐位取穴。

【主治】头项强痛、崩漏、难产、乳汁不下、乳痈、瘰疬、中风上肢不遂、痿证上肢无力、痹证、肩臂痛、五十肩、落枕、痈疽发背、咳逆上气、疔疮。

【治法】针5～8分。实证配合刺血拔罐。

【附注】孕妇禁针。

（二十二）渊液（《针灸甲乙经》）

【别名】泉液。(《针灸大成》)

【部位】在腋下3寸宛宛中，举臂取穴。(《针灸甲乙经》)

【取法】在腋中线第四肋间隙，侧卧举臂取穴。

【主治】胁肋疼痛、腋下肿、臂痛不举、胸胁满胀。

【治法】沿肋弓方向刺5～8分。

【附注】本经渊腋至京门诸穴，不可深刺，以免刺伤内脏。

（二十三）辄筋（《针灸甲乙经》）

【别名】神光，胆募。(《针灸大成》)

【部位】在腋下3寸，复前行1寸，著胁。(《针灸甲乙经》)

【取法】在腋中线第四肋间隙，渊腋穴前1寸，侧卧取穴。

【主治】呕吐、舌酸、胸胁支满、胸肋痛、气喘、流涎、痿证、四肢不收。

【治法】沿皮刺4～6分。

（二十四）日月（《针灸甲乙经》）

【别名】神光。(《备急千金要方》)

【部位】在期门下 1 寸 5 分。(《针灸甲乙经》)

【取法】在乳中线第七肋间，仰卧取穴。

【主治】呕吐、舌酸、黄疸、呃逆、痿证。

【治法】针 3～5 分。实证用刺血拔罐。

【附注】本穴为足少阳、太阳经交会穴。胆募穴。

（二十五）京门（《针灸甲乙经》）

【别名】气府，气俞。(《针灸甲乙经》)

【定位】在监骨下，腰中夹脊，季肋下 1 寸 8 分。

【取法】在第十二肋端，侧卧取穴。

【主治】肠鸣腹泄、腹胀、腹痛、水肿、小便不利、胁肋疼痛、腰痛。

【治法】针 5～7 分。实证用刺血拔罐，虚证重灸。

【附注】本穴为肾经募穴。

（二十六）带脉（《针灸甲乙经》）

【部位】在季肋下 1 寸 8 分。(《针灸甲乙经》)

【取法】在十一肋端章门穴直下平脐处，侧卧取穴。

【主治】月经不调、带下、经闭、痛经、疝气、腰痛、腹痛、胁肋痛。

【治法】针 1.0～2.0 寸，留针振动，10～20 分钟后出针。

【附注】本穴为足少阳、带脉交会穴。(《素问·王注》)

（二十七）五枢（《针灸甲乙经》）

【部位】在带脉下 3 寸，水道旁。(《针灸甲乙经》)

【取法】在髂前上棘前缘 5 分处，约平关元穴，仰卧或侧卧取穴。亦可从带脉穴下 3 寸平关元水平取穴。

【主治】带下、疝气、腹痛、便秘、瘰疬。

【治法】针 5～8 分，寒疝重灸。

【附注】本穴为足少阳、带脉交会穴。(《素问·王注》)

（二十八）维道（《针灸甲乙经》）

【别名】外枢。(《针灸甲乙经》)

【部位】在章门下 5 寸 3 分。(《针灸甲乙经》)

【取法】在髂骨前 5 分，五枢穴前 5 分处，仰卧取穴。

【主治】疝气、阴挺、少腹痛、带下、呕逆不止、水肿、咳嗽、咳逆上气。

【治法】针 1.0～2.0 寸，灸 3～5 分钟。

【附注】本穴为足少阳、带脉交会穴。(《针灸甲乙经》)

（二十九）居髎（《针灸甲乙经》）

【部位】在章门下 8 寸 3 分，监骨上陷者中。(《针灸甲乙经》)

【取法】在髂前上棘与股骨大转子最高点连线的中点凹陷处，侧卧屈腿取穴。

【主治】寒疝、带下、腰腿痹痛、中风下肢不遂、痿证下肢无用、腰痛引腹、五十肩、手臂不举。

【治法】针 1.0～2.0 寸。灸 10～15 分钟。

【附注】本穴为足少阳，阳跷之会。(《针灸甲乙经》)

（三十）环跳（《针灸甲乙经》）

【部位】在髀枢中，侧卧，伸下足，屈上足取之。(《针灸甲乙经》)

【取法】在股骨大转子与骶管裂孔（腰俞穴）连线的外 1/3 与中 1/3

的交点处，侧卧位，伸下足，屈上足取穴。

【主治】风疹、瘾疹、中风半身不遂、胸胁痛、痿证下肢无用、痹证下肢疼痛、腰痛。

【治法】直刺2～3寸，得气酸麻胀感可反应至足，寒湿痹痛加用大面积灸法。

【附注】本穴为足少阳，太阳经交会穴。(《素问·王注》)

（三十一）风市（《备急千金要方》）

【部位】病人两臂下垂，当手中指尖处。

【取法】立正姿势，五指贴近裤缝，中指尖端处取穴。

【主治】失眠、带下、便秘、浑身瘙痒、中风半身不遂、下肢痿痹、脚气、腹痛、腰腿痛、小便失禁、瘾疹。

【治法】直刺1.0～2.0寸，留针振动，虚寒加灸。

（三十二）中渎（《针灸甲乙经》）

【部位】在髀骨外，膝上5寸，分肉间陷者中。(《针灸甲乙经》)

【取法】风市穴直下2寸，侧卧屈膝取穴。

【主治】胸胁痛、半身不遂、足痿不用、下肢痹痛不仁。

【治法】针1.0～2.0寸。

（三十三）阳关（《素问·骨空论》）

【别名】寒府（《素问·骨空论》）；阳陵（《针灸大成》）。

【部位】在阳陵泉上3寸，犊鼻外陷者中。(《针灸甲乙经》)

【取法】在阳陵泉上3寸，股骨外上髁边缘凹陷中，正坐屈膝取穴。

【主治】膝关节红肿疼痛、麻木不仁、鹤膝风、腘筋挛急。

【治法】针1.0～2.0寸，实热肿痛等用刺血拔罐、寒湿痹证多灸。

（三十四）阳陵泉（《灵枢·本输》）

【部位】在膝下 1 寸，䯒外廉陷者中。（《针灸甲乙经》）

【取法】在腓骨小头前下方 1 寸凹陷中，屈膝取穴。

【主治】水肿、呕吐、腹痛、胆胀、口苦、黄疸、头痛、面痛、耳中流脓、疟疾、寒热往来、心烦、咳嗽、遗精、小儿惊风、中风半身不遂、下肢痿痹、麻木疼痛、膝关节红肿疼痛、脚气、肋痛、麻木疼痛、全身关节痛、急性踝膝关节损伤。

【治法】针 1.0～2.0 寸，阳陵泉透阴陵泉，有强烈针感向下放射。灸 10～15 分钟。

【附注】

1. 本穴为足少阳经合穴。

2. 本穴为八会之一，筋会穴。

（三十五）阳交（《针灸甲乙经》）

【别名】阳维郄（《针灸甲乙经》）；别阳，足髎（《针灸大成》）；阳维（《铜人腧穴针灸图经》）。

【部位】在外踝上 7 寸，斜属三阳分肉间。（《针灸甲乙经》）

【取法】在外踝上 7 寸，腓骨前缘，当外踝尖与阳陵泉的连线上取穴。

【主治】惊狂癫疾、喑不能言、咽喉疼痛。胁肋胀满、膝痛、下肢不遂、下肢痿痹。

【治法】针 1.0～2.0 寸。灸 3～7 分钟。

【附注】本穴为阳维脉的郄穴。（《针灸甲乙经》）

（三十六）外丘（《针灸甲乙经》）

【部位】在外踝上 7 寸。（《针灸甲乙经》）

巴蜀名医遗珍系列丛书

【取法】在外踝上 7 寸，阳交后 1 寸，屈膝取穴。

【主治】胸胁满痛、肤痛痿痹、恶犬伤毒不出、癫疾呕沫、颈项痛、小腿痛、转筋。

【治法】针 1.0～2.0 寸。灸 5～10 分钟。

（三十七）光明（《灵枢・根结》）

【部位】去踝上 5 寸。(《针灸甲乙经》)

【取法】在外踝上 5 寸，腓骨前缘，正坐屈膝取穴。

【主治】目疾（目赤肿痛、目痒、迎风流泪、近视、远视、青盲、目翳、目眩）、偏头痛、面痛、乳痈、下肢痿痹、中风下肢不遂、狂证。

【治法】针 1.0～2.0 寸。灸 3～5 分钟。

【附注】光明是足少阴肾经的络穴。

（三十八）阳辅（《灵枢・本输》）

【别名】分肉。(《针灸大成》)

【部位】在足外踝上 4 寸，辅骨前，绝骨端。(《针灸甲乙经》)

【取法】在外踝上 4 寸，腓骨前缘稍前，仰卧或正坐屈膝取穴。

【主治】偏头痛、咽喉痛、胃痛、目痛、缺盆中痛、腋下肿、瘰疬、疥癣、胸胁痛、中风下肢不遂、痿证下肢无用、腰痛、脚气、疟疾。

【治法】针 1～2 寸。

【附注】本穴为足少阳肾经的经穴。

（三十九）悬钟（《针灸甲乙经》）

【别名】绝骨。(《备急千金要方》)

【部位】在足外踝上 3 寸，动者脉中。(《针灸甲乙经》)

【取法】在外踝上 3 寸，当腓骨与腓骨长短肌腱之凹陷处，坐位屈膝或卧位伸腿取穴。

【主治】偏头痛、面痛、痔疮下血、鼻血、胆胀、疟疾、寒热往来、胸胁苦满、眩晕、癫狂痫、骨髓疾病、胸胁疼痛、半身不遂、脚气、痿证、踝关节扭伤、热病无汗、气喘、淋证、落枕。

【治法】针 1.0～2.0 寸，透三阴交。灸 5～7 分钟。

本穴为髓会穴。

（四十）丘墟（《灵枢·本输》）

【部位】在足外廉踝下如前陷者中。（《针灸甲乙经》）

【取法】在外踝前下方，趾长伸肌腱外侧凹陷中，正坐屈膝取穴。

【主治】膝关节扭伤、项强、下肢痿痹、转筋、黄疸、目翳、胸胁痛、腋下肿痛、痛经、疟疾、疝气、腰痛、腹痛、狂症。

【治法】刺入 5 分，踝关节扭伤疼痛甚时可以配合巨刺法。

【附注】丘墟是足少阳经原穴。

（四十一）足临泣（《灵枢·本输》）

【部位】在足小指次指本节后陷者中，去侠溪 1 寸 5 分。（《针灸甲乙经》）

【取法】在第四五跖骨间，侠溪上 1 寸 5 分，坐位或仰卧位取穴。

【主治】目外眦痛、目眩、火眼、疟疾、乳痈、瘰疬、胸胁痛、月经不调、遗尿、水肿、足跗肿痛、胃痛、疔疮、足趾麻木。

【治法】针 3～5 分，灸 3 分钟。

【附注】

1. 本穴是足少阳经的输穴。

2. 八脉交会穴之一，通于带脉。

（四十二）地五会（《针灸甲乙经》）

【部位】在足小趾次趾本节后陷者中。（《针灸甲乙经》）

【取法】在第四、五跖骨之间，侠溪穴上1寸，平卧取穴。

【主治】目赤痛、耳鸣、乳痈、内伤吐血、咯血、水肿、腋下肿、足背红肿。

【治法】刺入5分。灸3分钟。

【附注】内伤唾血不足，外无膏泽，刺地五会。(《针灸甲乙经》)

（四十三）侠溪（《灵枢·本输》）

【部位】在小趾次趾歧骨间，本节前陷谷中。(《针灸甲乙经》)

【取法】在第四、五趾缝间，当趾蹼缘的上方处，坐位或卧位取穴。

【主治】目眩、目泪、水肿、发热无汗、乳痈月经不调、经闭、腹痛、疟疾、头痛、耳鸣、耳聋、颊颌肿、胁肋痛。

【治法】刺3～5分，灸3分钟。

【附注】本穴是胆经荥穴。

（四十四）足窍阴（《灵枢·本输》）

【部位】在足小趾次趾之端，去爪甲如韭叶。(《针灸甲乙经》)

【取法】在第四趾外侧爪甲角一分许取穴。

【主治】偏头痛、目痛、耳鸣、耳聋、胸胁痛、多梦、热病无汗、心烦、喉痹舌强、月经不调、乳痈、不省人事。

【治法】针2～3分。亦可采用三棱针刺血，艾炷灸2～5分钟。

【附注】本穴是足少阳经的井穴。

二、功用归纳

足少阳胆经，具有泻肝胆热（明目、利胆，解毒，和解少阳），平肝息风，疏肝理气（调理脾胃，调经止带，理气止痛，开窍聪耳，宣肺止咳），清热利尿消肿等功用，小结于后：

（一）泻肝胆热

1. 明目

（1）目赤肿痛：瞳子髎，阳白，风池，上关，颔厌，悬颅，浮白，窍阴，临泣，目窗，承灵，脑空，光明，阳辅，足临泣，地五会，足窍阴。

（2）目翳：瞳子髎，上关，颔厌，悬颅，悬厘，头窍阴，阳白，临泣，风池，光明。

（3）目盲：瞳子髎，风池，阳白，光明。

（4）目眗眗：瞳子髎，目窗。

（5）青盲：瞳子髎，上关，目窗。

（6）目泪：瞳子髎，风池，阳白，临泣，听会，侠溪。

2. 利胆

（1）黄疸：阳陵泉，日月，丘墟。

（2）中耳炎：风池，听会，曲鬓，阳陵泉。

（3）胆胀：阳陵泉，悬钟。

3. 清热解毒、软坚散结

（1）疥癣：阳辅。

（2）疔疮：临泣，肩井。

（3）痄腮：风池，听会。

（4）喉痹：完骨。

（5）乳痹：肩井，光明，足临泣，地五会，侠溪，足窍阴。

（6）发背痈疽：肩井。

（7）瘾疹：风市，环跳，天冲。

（8）瘰疬：足临泣，阳辅，肩井。

（9）瘿瘤：浮白，风池。

（10）风疹：环跳，风市。

4. 和解少阳

（1）疟疾：侠溪，足临泣，丘墟，阳辅，悬钟，阳陵泉，风池，完骨。

（2）寒热往来，胸胁苦满：悬钟，风池，阳陵泉。

（3）心烦：阳陵泉，风池，率谷。

（二）平肝息风

1. 息风镇静，宁心安神，醒脑开窍

（1）惊痫：足临泣，阳陵泉，本神，阳白，上关，颔厌，风池，率谷。

（2）瘈疭：上关。

（3）目眩：侠溪，足临泣，光明，本神，正营，阳白，风池，目窗，率谷，脑空。

（4）惊悸：阳交，天冲，脑空。

（5）癫：天冲，完骨，头临泣，目窗，脑空，阳交，外丘，风池。

（6）狂：侠溪，丘墟，悬钟，光明，阳交，天冲。

（7）痉：光明，京门。

（8）瘈疭：带脉，听宫。

（9）失眠：风池，风市。

（10）中风：风池，头临泣，肩井，环跳，风市，阳陵泉。

（11）惊风：本神。

（12）口噤不开：听会，悬颅，悬厘。

2. 平肝息风

（1）口眼㖞斜：听会，上关，瞳子髎，阳白，颔厌，风池。

（2）眼睑瞤动：瞳子髎，阳白，风池。

（3）头面浮肿：听会，悬颅，悬厘，目窗，正营。

（4）目外眦痛：侠溪，临泣，悬厘，瞳子髎。

（5）颔颊肿：足窍阴，侠溪，曲鬓，浮白，完谷。

（6）项强：丘墟，肩井，风池，本神，浮白，曲鬓，完谷，脑空。

（7）半身不遂：阳辅，光明，阳陵泉，阳交，中渎，风市，环跳，居髎，肩井，本神，头临泣，目窗，正营，承灵，率谷，天冲，浮白，完骨，风池。

（8）耳后痛：完骨。

（9）头皮麻木：本神，目窗，承灵。

（10）目不能闭：阳白。

（11）眼睑下垂：阳白。

（12）耳痛：风池，听会，曲鬓，窍阴，上关。

（13）痿证：光明，阳辅，悬钟，外丘，中渎，风市，环跳，居髎，辄筋，日月，肩井。

（14）腰痛：丘墟，悬钟，阳辅，风市，居髎，带脉，京门。

（15）五十肩：肩井，渊腋，居髎。

（16）腿痛：丘墟，悬钟，外丘，阳陵泉，中渎，风市，环跳，居髎。

（17）落枕：肩井，完骨。

（18）胸胁支满：阳陵泉，辄筋。

（三）疏肝理气

1. 调理脾胃

（1）呕吐：悬钟，维道，阳陵泉，辄筋，日月，本神，风池，率谷。

（2）舌酸：辄筋，日月。

（3）肠鸣腹痛：京门。

（4）腹胀：悬钟，五枢，带脉。

（5）腹痛：侠溪，丘墟，阳陵泉，风市，五枢，维道，带脉，京门。

（6）胃痛：足临泣，阳辅。

（7）便秘：风市，五枢。

2. 调经止带

（1）月经不调：侠溪，足临泣，带脉。

（2）经闭：足临泣，带脉。

（3）痛经：丘墟，带脉。

（4）崩漏：肩井。

（5）带下：带脉，五枢，维道，居髎，风市。

3. 理气止痛

（1）偏头痛：足窍阴，悬钟，阳辅，光明，风池，率谷，瞳子髎，上关，颔厌，悬颅，悬厘，曲鬓，天冲，浮白，完骨，正营。

（2）头痛：足窍阴，侠溪，外丘，阳陵泉，肩井，上关，阳白，本神，头临泣，目窗，承灵，脑空，瞳子髎，颔厌，悬厘，风池，天冲，完骨。

（3）面痛：光明，悬钟，阳陵泉，上关，听会，颔厌，悬颅，悬厘，曲鬓，完骨，阳白，风池。

（4）牙痛：听会，上关，完骨，颌厌，曲鬓，浮白，目窗，正营，悬厘，悬颅，天冲。

（5）疝气：带脉，五枢，维道，居髎，丘墟。

（6）咽喉痛：行间，太冲，足临泣，阳辅，阳交，膝关，完骨。

（7）胸肋痛：足窍阴，侠溪，足临泣，外丘，阳辅，阳陵泉，中渎，环跳，带脉，渊腋，丘墟，悬钟，辄筋，京门，日月。

4. 开窍聪耳

（1）耳鸣耳聋：足窍阴，侠溪，地五会，听会，风池，上关，颌厌，悬厘，浮白，窍阴，完骨，脑空。

（2）中耳炎：听会，风池，临泣。

（3）不省人事：足窍阴，风池。

（4）暴喑：阳交，天冲。

5. 宣肺理气，止咳平喘

（1）咳喘：风池，阳陵泉，足窍阴。

（2）气喘：风池，肩井，渊腋，辄筋，脑空。

（四）清热利尿消肿，温肾益气固涩

1.小便不利：京门。

2.淋病：悬钟。

3.小便失禁：风市。

4.水肿：足窍阴，地五会，侠溪，足临泣，阳陵泉，维道，京门。

5.遗尿：足临泣。

（五）疏风解表

1.感冒：风池，脑空。

2. 鼻塞：目窗，临泣。

3. 鼻渊：临泣，承灵。

4. 发热无汗：足窍阴，侠溪，足临泣，悬钟，光明，悬厘。

（六）其他

1. 咯血：地五会。

2. 鼻衄：悬钟，风池，承灵，脑空。

3. 咳逆上气：维道，肩井，风池。

第十二节　足厥阴肝经（14穴）

一、腧穴各论

（一）大敦（《灵枢·本输》）

【部位】在足大趾端，去爪甲如韭叶及三毛中。

【取法】在踇趾外侧爪甲角旁约0.1寸，端坐屈膝或仰卧取穴。

【主治】疝气、遗尿、淋病、尿血、阴肿、经闭、崩漏、阴挺、癫痫、惊风、狂证、大便不通、小便失禁、尸厥、人事不省、胃痛、痿证、痢疾、自汗。

【治法】刺入3分或用艾炷灸。

【附注】本穴为足厥阴经井穴。

（二）行间（《灵枢·本输》）

【部位】在足大趾间，动脉陷者中。（《针灸甲乙经》）

【取法】在足背，第一、二趾跗间的缝纹端，正坐屈膝取穴。

【主治】头痛、咽喉痛、胃痛、呕吐、眩晕、癫痫、面痛、惊风、失眠、雀目、口眼㖞斜、目赤肿痛、胸胁胀痛、腰痛、腹痛、腹满、疝气、月经不调、经闭、盗汗、遗尿、小便不利、水肿、小便失禁、吐血、疟疾、疔疮、消渴、咳逆上气、足背红肿疼痛。

【治法】刺3～6分，灸3分钟。

【附注】行间为足厥阴肝经的荥穴。

（三）太冲（《灵枢·九针十二原》）

【部位】在足大趾本节后2寸。（《针灸甲乙经》）

【取法】在足背第一、二跖骨之间，行间后2寸陷者中，端坐屈膝或仰卧取穴。

【主治】头痛、咽喉疼痛、面痛、胃痛、腹痛、呕吐、疝气、眩晕、癫痫、狂证、失眠、惊风、遗精、阳痿、目赤肿痛、目翳、迎风流泪、视物不明、雀目、近视、远视、斜视、目黄、色盲、月经不调、经闭、痛经、阴挺、带下、崩漏、难产、小便不利、遗尿、淋病、呃逆、泄泻、黄疸、中风、口眼㖞斜、半身不遂、胸胁作痛、腰痛、踝关节肿痛、足背瘀血肿胀、乳痈、疔疮、便血、吐血、咯血。

【治法】针0.5～1.0寸。

【附注】太冲为肝经输穴，又是原穴。

（四）中封（《灵枢·本输》）

【别名】悬泉。（《备急千金要方》）

【部位】在足内踝前一寸，仰足取之陷者中。（《针灸甲乙经》）

【取法】在内踝前方，踇趾向上用力时，靠胫骨前肌腱之内侧凹陷处，端坐屈膝或仰卧取穴。

【主治】遗尿、小便不利、淋病、腰痛、胃痛、下腹痛、遗精、阴茎痛、疝气、疟疾、黄疸、痹证。

【治法】针入4分。

【附注】中封为足厥阴肝经的经穴。

（五）蠡沟（《灵枢·经脉》）

【别名】交仪。（《针灸大成》）

【部位】在足内踝上5寸。（《针灸甲乙经》）

【取法】内踝上5寸，胫骨内侧面的中央处取穴。

【主治】风疹、皮肤痒、月经不调、痛经、崩漏、赤白带下、小便不利、疝气、遗尿、足胫痿痹。

【治法】刺入2分，亦可沿皮刺5～10分，艾条灸3～5分钟。

【附注】蠡沟为足厥阴肝经之络穴。

（六）中都（《针灸甲乙经》）

【别名】中郄（《铜人腧穴针灸图经》）；中都（《针灸大成》）。

【部位】在内踝上7寸骭中。（《针灸甲乙经》）

【取法】在内踝上7寸，胫骨内侧面的中央，端坐屈膝或仰卧取穴。

【主治】崩漏、恶露不绝、疝气、肠澼、小腹痛、泄泻、下肢痛、水肿。

【治法】刺入3分，沿皮针5～10分。

【附注】中都为足厥阴肝经郄穴。

（七）膝关（《针灸甲乙经》）

【部位】在犊鼻下2寸陷者中。（《针灸甲乙经》）

【取法】在胫骨内侧髁后下方，端坐屈膝，阴陵泉（脾经）穴后1寸取穴。

【主治】历节风、咽喉痛、膝关节扭伤、肿痛、屈伸不利。

【治法】针1.0～2.0寸。灸5～10分钟。

（八）曲泉（《灵枢·本输》）

【部位】在膝内辅骨下，大筋上，小筋下，陷者中，屈膝得之。（《针灸甲乙经》）

【取法】屈膝时，当膝内侧横纹头上方，胫骨内髁之后，半膜肌、半腱肌止端之前取穴。

【主治】头痛、目赤肿痛、阴挺、小腹痛、食欲不振、腹胀、小便不利、水肿、遗精、阴痒、疝气、癫狂、鹤膝风、关节肿痛、便血、痢疾、热病无汗。

【治法】针 1.0～2.0 寸。

【附注】本穴为足厥阴肝经之合穴。

（九）阴包（《针灸甲乙经》）

【部位】在膝上 4 寸，股内廉两筋间。（《针灸甲乙经》）

【取法】在股骨内上髁上 4 寸，当股内肌与缝匠肌之间，正坐屈膝取穴。

【主治】月经不调、小便不利、腰骶痛引小腹、遗尿、下肢疼痛。

【治法】针 1.0～2.0 寸。灸 5 壮。

（十）五里（《针灸甲乙经》）

【部位】在阴廉下，去气冲 3 寸，阴股中动脉。（《针灸甲乙经》）

【取法】任脉曲泉旁开 2 寸，当胃经气冲穴直下 3 寸，仰卧伸足取穴。

【主治】疝气、小腹痛、小便不通、遗尿、嗜卧、四肢倦怠、阴痒、瘰疬、便血、目睆睆、目黄。

【治法】针 1.0～2.0 寸。

巴蜀名医遗珍系列丛书

（十一）阴廉（《针灸甲乙经》）

【部位】在羊矢下，去气冲 2 寸动脉中。（《针灸甲乙经》）

【取法】在胃经气冲穴直下 2 寸，仰卧伸足取穴。

【主治】月经不调、带下、阴挺、股内侧痛、疝气、腹痛、瘰疬、阴痒。

【治法】针 1.0～2.0 寸。

（十二）急脉（《素问·气府论》）

【部位】厥阴毛中，急脉各一。（《素问·气府论》）

【取法】在耻骨联合下缘旁开 2.5 寸阴毛中，仰卧取穴。

【主治】少腹痛、疝气、阴挺、阴痒、阳痿。

【治法】避开动脉，针 5～8 分。

（十三）章门（《针灸甲乙经》）

【别名】长平，胁髎。（《针灸甲乙经》）

【部位】在大横外，直脐季胁端。（《针灸甲乙经》）

【取法】在第十一肋端，侧卧取穴。

【主治】胸胁痛、腹胀、腹痛、肠鸣、呕吐、便秘、食欲不振、黄疸、痞块、奔豚、疝气、气喘、尿血、痢疾、瘰疬、热病。

【治法】针 5 分。不可深针，以预防刺中内脏。

【附注】

1. 章门为脾之募穴。

2. 本穴为八会穴之一，脏会。

（十四）期门（《针灸甲乙经》）

【部位】锁骨中线第六肋间。

【取法】在锁骨中线第六肋间隙，仰卧取穴。

【**主治**】头痛、乳痛、胸胁疼痛、腹胀、胸满、食欲不振、呕吐、呃逆、奔豚、咳喘、胃痛、小便不利、疝气。

【**治法**】沿肋针 5 ～ 8 分。

【**附注**】本穴为肝经之募穴。

二、功用归纳

足厥阴肝经俞穴，具有疏肝理气（调理脾胃，调理肺气，理气止痛，调经止痛），平肝息风，潜阳镇静，泻肝胆火（明目，解热，解毒），主疏泄（利尿消肿，凉血止血，生津止渴）。小结如后：

（一）疏肝理气

1. 调理脾胃

（1）胃痛：大敦，太冲，期门。

（2）腹痛：大敦，行间，太冲，中封，中都，五里，阴廉，急脉，章门。

（3）腹泻：太冲，中都。

（4）肠澼：中都。

（5）呕吐：行间，太冲，章门，期门。

（6）食欲不振：曲泉，章门，期门。

（7）便秘：大敦，行间，章门。

（8）泄泻：太冲，中都。

（9）肠鸣：章门。

（10）痢疾：太冲，曲泉，章门。

2. 调理肺气

（1）气喘：太冲，章门，期门。

（2）咳嗽：期门。

（3）咳逆上气：行间，期门。

3. 理气止痛

（1）胸胁痛：太冲，章门，期门。

（2）头痛：行间，太冲，曲泉，期门。

（3）面痛：行间，太冲。

（4）咽喉痛：行间，太冲，膝关。

（5）腰痛：行间，太冲，中封，阴包，章门。

（6）疝气：大敦，行间，太冲，蠡沟，中都，五里，阴廉，曲泉，章门，中封，期门。

（7）阴茎痛：中封。

4. 调经止带，补中益气

（1）月经不调：行间，太冲，蠡沟，阴包，阴廉。

（2）痛经：太冲，蠡沟。

（3）崩漏：大敦，太冲，蠡沟，中都。

（4）带下：太冲，蠡沟，阴廉。

（5）经闭：大敦，行间，太冲。

（6）阴挺：大敦，太冲，曲泉，阴廉，急脉。

（7）恶露不绝：中都，曲泉，章门。

（二）平肝息风，平肝潜阳，宁心安神

1. 平肝息风

（1）癫：大敦，行间，太冲。

（2）狂：大敦，太冲，曲泉。

（3）痫：大敦，行间。

（4）惊风：大敦，行间，太冲。

（5）中风：太冲。

（6）痉：大敦，太冲。

2. 平肝潜阳，宁心安神，交通心肾。

（1）失眠：行间，太冲。

（2）眩晕：行间，太冲。

（3）奔豚：章门，期门。

（4）阳痿遗精：太冲，中封，曲泉。

（三）泻肝胆火

1. 明目

（1）火眼：行间，太冲。

（2）目眩眩：五里。

（3）目痛：太冲。

（4）目泪：行间。

（5）目黄：太冲，中封，五里，章门。

2. 清热解毒，软坚散结

（1）风疹：蠡沟。

（2）乳痈：太冲，期门。

（3）疔疮：行间，太冲。

（4）疥癣：行间。

（5）瘰疬：章门，阴廉，五里。

3. 清热利胆，和解少阳。

（1）热病无汗：曲泉。

（2）热病：章门。

（3）疟疾：行间，中封。

（4）黄疸：太冲，中封，章门。

（四）主疏泄

1. 利尿消肿，温肾固涩

（1）遗尿：大敦，行间，太冲，中封，蠡沟，阴包，五里。

（2）小便失禁：大敦，行间。

（3）小便不利：大敦，行间，太冲，中封，蠡沟，曲泉，五里，阴包，期门。

（4）淋病：大敦，太冲，中封。

（5）水肿：行间，太冲，中都，曲泉，章门。

2. 凉血止血，生津止渴

（1）消渴：行间，太冲。

（2）吐血、咯血：行间，太冲。

（3）便血：太冲，曲泉，五里。

（4）尿血：大敦，章门。

（五）通经活络

1. 口眼㖞斜：行间，太冲。

2. 痹痛：中封，蠡沟，膝关，曲泉。

3. 半身不遂：太冲。

4. 腰痛引腹：行间，太冲，中封，阴包，章门。

5. 痞块：章门。

6. 痿证：大敦。

（六）其他

1. 阳痿：急脉。

2. 尸厥：大敦。

3. 鼻渊：太冲。

4. 人事不省：大敦。

第十三节　任脉（24穴）

一、腧穴各论

（一）会阴（《针灸甲乙经》）

【别名】屏翳。（《针灸甲乙经》）

【部位】在大便前，小便后，两阴之间。（《针灸甲乙经》）

【取法】男子在阴囊根部与肛门之间取穴；女子在大阴唇联合与肛门之间，屈膝仰卧取穴。

【主治】遗尿、二便不利、阳痿、遗精、带下、月经不调、经闭、痛经、惊痫、溺水窒息、阴挺、痔疾、阴痒、阴痛、阴汗、阴肿、腹痛。

【治法】针1～2寸，可用指针。

【附注】

1. 本穴为任督脉，冲脉交会穴。（《针灸甲乙经》）

2. 会阴指针，三阴交埋针治阳痿遗精有效。

（二）曲骨（《针灸甲乙经》）

【部位】在横骨上，中极下1寸，毛际陷者中。（《针灸甲乙经》）

【取法】在脐下5寸，耻骨联合上缘中点处，仰卧取穴。

【主治】小便不利、遗尿、遗精、阳痿、赤白带下、月经不调、水肿、胞转不得溺、疝气、腹痛、阴中干痛、痫证。

巴蜀名医遗珍系列丛书

【**治法**】针 1～2 寸，灸 5～10 分钟。

【**附注**】

1. 针刺任脉下腹部穴位时，先叫病人排空小便，以免刺中膀胱，以下各穴相同。

2. 妊娠妇女，任脉腹部穴位均不宜针刺，以防止流产或刺中胎儿。

（三）中极（《针灸甲乙经》）

【**别名**】气原，玉泉（《针灸甲乙经》）；玉泉（《备急千金要方》）。

【**部位**】在脐下 4 寸。（《针灸甲乙经》）

【**取法**】在脐下 4 寸，仰卧取穴。

【**主治**】遗尿、尿频、尿急、尿痛、尿血、尿黄、尿浊、小便不利、五淋、遗精、阳痿、月经不调、痛经、经闭、崩漏、阴挺、赤白带下、产后恶露不尽、胎衣不下、腹痛、水肿、疝气、奔豚、阴痒、阴痛、腰痛不得小便、尸厥、中暑。

【**治法**】刺入 1～2 寸。对于顽固性遗尿可采用化脓灸。

【**附注**】

1. 中极为任脉与足三阴之会穴。（《针灸甲乙经》）

2. 本穴为膀胱经之募穴。

（四）关元（《素问·气穴论》）

【**别名**】次门（《针灸甲乙经》）；下纪（《类经图翼》）。

【**部位**】在脐下 3 寸。（《针灸甲乙经》）

【**取法**】脐下 3 寸，仰卧取穴。

【**主治**】阳痿、遗精、脱肛、虚脱、遗尿、小便不利、水肿、尿频、尿痛、尿急、尿闭、尿血、尿浊、五淋、月经不调、经闭、痛经、崩漏、阴挺、带下、产后恶露不尽、疝气、奔豚、腹痛、胸胁痛、腰痛、腹胀、腹泄、眩晕、头痛、霍乱、痢疾、尸厥。

【治法】针1～2寸，灸10～30分钟。

【附注】

1. 本穴为任脉与足三阴经交会穴。

2. 关元为小肠经募穴。

3. 本穴为全身强壮穴之一。

（五）石门（《针灸甲乙经》）

【别名】利机，精露，丹田（《针灸甲乙经》）；命门（《类经图翼》、《针灸甲乙经》）。

【部位】在脐下2寸。（《针灸甲乙经》）

【取法】在脐下2寸，仰卧取穴。

【主治】崩漏、带下、经闭、月经不调、痛经；产后恶露不尽、腰痛、胃痛、腹痛、腹胀、呕吐、泄泻、便秘、疝气、遗尿、水肿、小便不利、奔豚、血淋、咳逆上气。

【治法】针1～2寸，灸10分钟。

【附注】本穴为三焦经募穴。（《针灸甲乙经》）

（六）气海（《针灸甲乙经》）

【别名】脖胦，下肓。（《针灸甲乙经》）

【部位】在脐下1寸5分。（《针灸甲乙经》）

【取法】在脐下1寸5分，仰卧取穴。

【主治】腰胀痛、腹胀、腹痛、便秘、腹泻、五更泻、月经不调、崩漏、产后恶露不尽、经闭、痛经、带下、阴挺、遗尿、小便不利、水肿、遗精、阳痿、头痛、喉痹、胸痛、胃脘痛、虚脱、脱肛、痢疾、喘证、尿闭、疝气、淋证、奔豚、中风不语、霍乱吐泻、诸虚百损、虚劳不得眠、中暑、癔病。

【治法】针1～2寸，灸10～20分钟。

【附注】本穴有全身强壮作用，主治一切气机病变。

（七）阴交（《针灸甲乙经》）

【别名】横户，少关。（《针灸甲乙经》）

【部位】在脐下1寸。（《针灸甲乙经》）

【取法】在脐下1寸，仰卧取穴。

【主治】崩漏、带下、月经不调、痛经、经闭、疝气、阴痒、产后恶露不尽、胞衣不下、脐周作痛、腹满、水肿、二便不通、小便不利、奔豚、噎膈、衄血、吐血。

【治法】针1～2寸，灸5分钟。

【附注】本穴为任脉，足少阴经，冲脉之会。（《素问·王注》）

（八）神阙（《素问·气穴论》）

【别名】气合（《铜人腧穴针灸图经》）；气舍（《针灸大成》）。

【部位】脐中。（《针灸甲乙经》）

【取法】在肚脐正中，仰卧取穴。

【主治】中风脱证、虚脱、久泻久痢、肠鸣腹痛、疝气、奔豚、五更泻、阴挺、脱肛、水肿、腹胀、落水死、短气、风疹奇痒、淋证。

【治法】一般禁针，隔盐灸。先将消毒纱布贴于神阙，然后填满食盐，在盐上用大艾炷灸，过热时可以提上纱布，片刻再灸，注意以不烫伤脐部肌肉皮肤为度。风疹奇痒，神阙火罐。

【附注】神阙为全身强壮穴之一，具有回阳固脱、强身保健之功。

（九）水分（《针灸甲乙经》）

【别名】中守（《备急千金要方》）；分水（《针灸大成》）。

【部位】在脐上 1 寸。(《针灸甲乙经》)

【取法】以脐中至鸠尾作 7 寸为标准，水分穴在脐上 1 寸，仰卧取穴。

【主治】小便不利、水肿、肠鸣、腹泻、呕吐、腹痛、绕脐痛、转筋、腰脊急强、头面肿。

【治法】针 1 ～ 2 寸，灸 5 ～ 7 分钟。

【附注】

1. 腹部水肿甚则宜灸不宜针。

2. 上腹部穴位不宜深针，尤以肝脾肿大者不宜刺穿腹壁，以防刺中内脏。

（十）下脘（《针灸甲乙经》）

【部位】在脐上 2 寸。(《针灸大成》)

【取法】在脐上 2 寸，仰卧取穴。

【主治】胃痛、腹胀、肠鸣、呕吐、反胃、脾虚食少、食不化、痢疾。

【治法】刺入 1 寸。

【附注】本穴为任脉，足太阴经交会穴。(《针灸甲乙经》)

（十一）建里（《针灸甲乙经》）

【部位】脐上 3 寸。(《针灸大成》)

【取法】脐上 3 寸，仰卧取穴。

【主治】胃痛、呕吐、腹胀、食欲不振、水肿、肠鸣。

【治法】刺 5 ～ 8 分，灸 10 分钟。

（十二）中脘（《针灸甲乙经》）

【别名】太仓（《针灸甲乙经》）；胃脘，上纪（《类经图翼》）。

【部位】脐上 4 寸。(《针灸大成》)

【取法】脐上 4 寸,仰卧取穴。

【主治】胃痛、肠鸣、腹胀、呕吐、吐乳、泄泻、痢疾、黄疸、呃逆、反胃吐酸、便秘、疝气、脾虚食少、能食不化、霍乱吐泻、奔豚、温疟、喘息、失眠、头痛、癫痫、胸胁痛。

【治法】针 1～2 寸,灸 15～30 分钟。

【附注】

1. 中脘为胃之募穴。

2. 本穴为八会穴之一,腑会。

3. 本穴为手太阳、少阳、足阳明经交会穴。(《针灸甲乙经》)

（十三）上脘（《针灸甲乙经》）

【别名】胃脘。(《针灸大成》)

【部位】脐上 5 寸。(《针灸大成》)

【取法】在脐上 5 寸,仰卧取穴。

【主治】胃痛、呕吐、腹胀、食少、食不化、反胃、呕血、吐涎沫、痰、头痛、眩晕、奔豚、癫痫、呃逆。

【治法】针 0.8～1.0 寸,灸 5 分钟。

【附注】本穴为任脉、足阳明、手太阳之会。(《针灸甲乙经》)

（十四）巨阙（《针灸甲乙经》）

【部位】鸠尾下 1 寸。

【取法】脐上 6 寸,仰卧取穴。

【主治】癫狂、癫痫、心悸、反胃、呕吐、胃痛、霍乱、吞酸、蛔厥、咳嗽、短气、心胸痛、胸胁支满、咯血、疝气、黄疸。

【治法】针 1 寸,灸 5～7 分钟。

【附注】巨阙为心经之募穴。(《针灸甲乙经》)

（十五）鸠尾（《灵枢·九针十二原》）

【别名】尾翳。(《针灸甲乙经》)

【部位】在臆前蔽骨下5分。(《针灸甲乙经》)

【取法】在剑突下，脐上7寸，仰卧取穴。

【主治】癫狂、癫痫、反胃呕吐、蛔厥、头痛、呃逆、胁痛、喉痹、心胸痛、哮喘、咯血、咳逆上气、腹皮痛。

【治法】针0.5～1.0寸，灸3～7分钟。

【附注】本穴为任脉之别络。(《针灸甲乙经》)

（十六）中庭（《针灸甲乙经》）

【部位】从鸠尾上行1寸陷中，中庭穴也。(《医宗金鉴》)

【取法】在胸骨正中线，胸剑联合的中点，平第五肋间隙，仰卧取穴。

【主治】咳嗽、气喘、胸胁胀满、呕吐、胸痛、小儿吐乳、反胃、饮食不下。

【治法】沿皮针0.5～1.0寸。

【附注】任脉胸部穴位一般采用沿皮针刺。

（十七）膻中（《灵枢·海论》）

【别名】胆中（《灵枢·海论》）；元儿（《针灸甲乙经》）；元见（《针灸大成》）；气儿（《铜人腧穴针灸图经》）；上气海（《类经图翼》）。

【部位】在玉堂下1寸6分横直两乳间。(《备急千金要方》)

【取法】在胸骨中线上，平第四肋间隙，相当两乳之间，仰卧取穴。

【主治】咳嗽、气喘、噫气、胃痛、吐血、噎膈、胸痛、腹胀、心痹、胸痹、乳难、缺乳、呃逆、乳痈、乳房痞块、瘿病、衄血、胸胁痛、唾血、肺痈吐脓血。

【治法】针 0.5～1.0 寸，灸 3～7 分钟。

【附注】

1. 膻中为手厥阴心包经之募穴。

2. 本穴为八脉交会穴之一，气会膻中。

（十八）玉堂（《针灸甲乙经》）

【别名】玉英。（《针灸甲乙经》）

【部位】膻中上 1 寸 6 分陷中，玉堂穴也。（《医宗金鉴》）

【取法】在胸骨正中线上，平第三肋间隙，仰卧取穴。

【主治】咳嗽、气喘、呕吐、心烦、胸痛、胸满不得息、喉痹、胸
膺疼痛。

【治法】针 3～5 分。

（十九）紫宫（《针灸甲乙经》）

【部位】玉堂上行 1 寸 6 分陷者中，紫宫穴也。（《医宗金鉴》）

【取法】在胸骨正中线上，平第二肋间隙，仰卧取穴。

【主治】咳嗽、气喘、咳逆上气、胸痛、喉痹、胸胁支满、吐血、
咳唾脓血、食不下。

【治法】针 3～5 分。

（二十）华盖（《针灸甲乙经》）

【部位】从紫宫上行 1 寸 6 分陷者中，华盖穴也。（《医宗金鉴》）

【取法】在胸骨正中线上，一肋间，胸骨角的中点，仰卧取穴。

【主治】咳嗽、咳逆上气、气喘、喉痛、胸痛、胸胁支满。

【治法】针 3～5 分。

（二十一）璇玑（《针灸甲乙经》）

【部位】从华盖上行一寸，璇玑穴也。（《医宗金鉴》）

【取法】在胸骨正中线上，胸骨柄中央，天突与华盖之间，仰卧取穴。

【主治】咳嗽、气喘、胸痛、喉痹咽肿、食不化。

【治法】针3～5分。

（二十二）天突（《灵枢·本输》）

【别名】玉尸（《针灸甲乙经》）；天瞿（《备急千金要方》）。

【部位】在颈结喉下2寸中央宛宛中。（《针灸甲乙经》）

【取法】在胸骨柄上窝正中，仰靠位取穴。

【主治】咳嗽、咳逆上气、哮喘、暴喑、头痛、咽喉疼痛、呃逆、瘿瘤、噎膈、梅核气、衄血、风疹。

【治法】针0.5～2.0寸，操作时采用仰靠位，先进针2分，再沿胸骨柄后缘向下针1～2寸。

【附注】本穴为任脉、阴维脉交会穴。（《针灸甲乙经》）

（二十三）廉泉（《针灸甲乙经》）

【别名】本地（《针灸甲乙经》）；舌本（《铜人腧穴针灸图经》）；本池（《类经图翼》）。

【部位】在颔下结喉上，舌本下。（《针灸甲乙经》）

【取法】在结喉上方，当舌骨的上缘凹陷中，仰靠位或仰卧位取穴。

【主治】哮喘、咳逆上气、喉痹、喉痒、暴喑、舌痛、舌缓流涎、中风舌强不语、食不下、噤龄、瘿瘤。

【治法】针3～5分。

【附注】本穴为任脉、阴维脉之会穴。（《针灸甲乙经》）

（二十四）承浆（《针灸甲乙经》）

【别名】天池（《针灸甲乙经》）；悬浆（《铜人腧穴针灸图经》）。

【部位】在颐前唇之下。（《针灸甲乙经》）

【取法】在颏唇沟正中凹陷处取穴。

【主治】口眼㖞斜、牙关紧闭、牙痛、龈肿、流涎、面肿、面痛、癫痫、暴喑、脊周作痛、消渴、衄血不止、头痛项强、目眩、落枕、腹泻。

【治法】针 3～5 分。治疗婴幼儿腹泻配长强有良效。

【附注】本穴为任脉、足阳明之交会穴。（《针灸甲乙经》）

二、功用归纳

任脉经穴，具有补中益气，回阳固脱，宁心安神，调经止带，温阳利水，理气止痛，调理脾胃，止咳平喘，清热解毒，凉血止血，通经活络等功用，小结于后：

（一）补中益气、温阳固涩

1. 脱肛：关元，气海，神阙。

2. 阴挺：会阴，中极，关元。

3. 久痢：神阙。

4. 阳痿：会阳，曲骨，中极，关元，气海。

5. 虚弱：关元，气海，神阙，中脘。

（二）回阳固脱，醒脑开窍

1. 虚脱：关元，气海，神阙。

2. 中风脱证：气海，神阙。

3. 溺水窒息：会阴，神阙。

4. 尸厥：中极，关元。

（三）宁心安神，息风开窍

1. 失眠：中脘，气海。

2. 心悸：巨阙。

3. 眩晕：关元，上脘，承浆。

4. 惊风：会阴。

5. 癫：承浆，鸠尾。

6. 狂：巨阙，鸠尾。

7. 痫：曲骨，中脘，上脘，巨阙，鸠尾，承浆。

8. 癔病：气海，膻中。

9. 心烦：巨阙。

10. 痉：水分，承浆。

11. 中风：神阙。

12. 瘛疭：巨阙。

13. 中风不语：气海，廉泉。

14. 牙关紧闭：承浆。

15. 遗精：会阴，曲骨，中极，关元，气海。

（四）调经止带，催生下胎，疏肝通乳

1. 月经不调：会阴，曲骨，中极，关元，石门，气海，阴交。

2. 经闭：会阴，中极，关元，石门，气海，阴交。

3. 痛经：中极，关元，石门，气海，阴交，会阴。

4. 崩漏：中极，关元，石门，气海，阴交。

5. 带下：会阴，曲骨，中极，关元，石门，气海，阴交。

6. 胞衣不下：中极，阴交。

7.乳难：膻中。

8.恶露不尽：中极，关元，石门，气海，阴交。

9.阴痒：会阴，阴交，中极。

（五）温阳利水，通淋

1. 小便不利：水分，会阴，曲骨，关元，石门，气海，中极，阴交。

2.尿闭：关元，气海。

3.二便不利：会阴，曲骨，石门，气海，阴交，中脘。

4.遗尿：会阴，曲骨，中极，关元，石门，气海。

5. 水肿：曲骨，中极，石门，气海，阴交，关元，水分，建里，神阙。

6.淋证：中极，关元，石门，气海，神阙。

（六）理气止痛

1.头痛：关元，气海，中脘，上脘，鸠尾，天突。

2.奔豚：中极，关元，石门，气海，阴交，神阙，中脘，上脘。

3.疝气：会阴，曲骨，中极，关元，石门，气海，阴交，神阙，中脘，巨阙。

4.胸胁支满：巨阙，鸠尾，中庭，膻中，玉堂，紫宫，华盖。

5.胸痹：膻中。

6. 胸协痛：气海，膻中，中庭，玉堂，华盖，璇玑，关元，中脘，巨阙，紫宫。

7.腰痛：中极，关元，石门，气海，阴交。

8.喉痹：气海，天突，紫宫，华盖，玉堂，鸠尾，璇玑。

9.舌痛：廉泉。

10. 心胸痛：巨阙，鸠尾。

（七）调理脾胃

1. 腹痛：中极，关元，石门，气海，水分，阴交，神阙，下脘，中脘，巨阙，鸠尾，会阴，曲骨。

2. 腹胀：关元，石门，气海，阴交，神阙，下脘，建里，中脘，上脘。

3. 胃痛：气海，下脘，建里，中脘，上脘，巨阙，石门，鸠尾，膻中，天突。

4. 吐泻：气海，中脘，上脘，巨阙。

5. 呕吐：石门，下脘，建里，中脘，上脘，鸠尾，天突。

6. 脐周痛：水分，阴交。

7. 肠鸣腹痛：水分，下脘，建里，中脘，神阙。

8. 痢疾：关元，气海，下脘，中脘。

9. 泄泻：关元，石门，气海，水分，中脘。

10. 食不化：中脘，建里，下脘，上脘，璇玑。

11. 不思食：下脘，中脘，上脘，中庭，紫宫。

12. 溏泻：神阙。

13. 五更泻：气海，神阙。

14. 吞酸：中脘，巨阙。

15. 噎膈：气海，阴交，膻中。

16. 蛔厥：巨阙，鸠尾。

（八）止咳平喘，和胃降逆

1. 咳嗽：膻中，中庭，玉堂，紫宫，华盖，巨阙，鸠尾，璇玑，天突。

2. 气喘：膻中，中庭，鸠尾，璇玑，天突，廉泉，中脘，气海，华盖。

3. 咳逆上气：膻中，玉堂，紫宫，华盖，天突，鸠尾，廉泉，石门。

4. 短气：膻中，鸠尾，神阙，巨阙，天突。

5. 噫气：膻中。

6. 虚喘：关元，气海。

7. 呃逆：中脘，上脘，鸠尾，膻中，天突。

（九）清热解毒，软坚散结

1. 风疹：天突。

2. 中暑：中极，气海。

3. 消渴：承浆。

4. 瘿瘤：天突，廉泉。

5. 乳痈：膻中。

6. 温疟：中脘。

7. 痔疾：会阴。

8. 乳房痞块：膻中。

9. 热病无汗：上脘。

（十）凉血止血

1. 尿血：中极。

2. 血淋：石门。

3. 呕血：上脘，阴交，膻中，紫宫。

4. 衄血：承浆，阴交，膻中，天突。

5. 咯血：鸠尾，巨阙，膻中。

（十一）通经活络

1. 口眼㖞斜：承浆。

2. 腰脊痛：水分。

3. 转筋：水分。

4. 梅核气：气海，天突。

5. 落枕：承浆。

（十二）其他

1. 肺痈吐脓血：膻中，玉堂，紫宫。

2. 阴汗：会阴。

3. 吐乳：中脘，中庭。

4. 喉痒：廉泉。

5. 缺乳：膻中。

6. 舌缓流涎：廉泉，承浆。

第十四节　督　脉（28穴）

一、腧穴各论

（一）长强（《灵枢·经脉》）

【别名】阴郄（《针灸甲乙经》）；蹶骨（《针灸大成》）；穷骨，骨骶（《类经图翼》）。

【部位】在脊骶端。（《针灸甲乙经》）

【取法】在尾骨尖端与肛门之中点，俯卧取穴。

【主治】胃痛、泄泻、便秘、痢疾、脱肛、便血、痔疮、癫狂、癫痫、半身不遂、腰脊强痛、惊风瘛疭。

【治法】针 1～2 寸。

【附注】

1. 长强为督脉、足少阴经交会穴。

2. 本穴为督脉络穴。

（二）腰俞（《针灸甲乙经》）

【别名】背解，腰户，髓空（《针灸甲乙经》）；腰柱（《铜人腧穴针灸图经》）；髓孔（《针灸大成》）。

【部位】在第二十一椎节下间。（《针灸甲乙经》）

【取法】在第四骶椎下，骶管裂孔中，俯卧取穴。

【主治】月经不调、经闭、带下、腰脊强痛、痔疾、脱肛、下肢痿痹、狂证。

【治法】针 0.5～1.0 寸。

（三）腰阳关（《针灸甲乙经》）

【部位】在十六椎节下间，伏而取之（《铜人腧穴针灸图经》）；在第四腰椎棘突下凹陷中，俯卧取穴。

【主治】月经不调、遗精、阳痿、腰骶痛、下肢痿痹。

【治法】针 0.5～1.0 寸。

（四）命门（《针灸甲乙经》）

【别名】属累。（《针灸甲乙经》）

【部位】存第十四椎下间。（《针灸甲乙经》）

【取法】在第二腰棘突下凹陷中，俯卧取穴。

【主治】月经不调、带下、腰痛、脊强、阳痿、遗精、泄泻、遗尿、脱肛、头痛、腹痛、耳鸣、疟疾、癫痫、肠风下血、小便频数。

【治法】针 0.5～1.0 寸，寒湿腰痛可配合大面积灸。

（五）悬枢（《针灸甲乙经》）

【部位】在第十三椎节下间。（《针灸甲乙经》）

【取法】在第一腰椎棘突下凹陷中，俯卧取穴。

【主治】腹痛、腹泻、脾胃虚弱、食少、完谷不化、老年便秘、腰脊疼痛、屈伸不利、痢疾。

【治法】针0.5～1.0寸。督脉从悬枢开始，上至风府诸穴均不宜深刺。

（六）脊中（《针灸甲乙经》）

【别名】神宗（《铜人腧穴针灸图经》）；脊俞（《针灸大成》）。

【部位】在第十一椎节下间。（《针灸甲乙经》）

【取法】在第十一胸椎棘突下凹陷中。俯卧取穴。

【主治】泄泻、痢疾、黄疸、痔疮、便血、脱肛、癫痫、便秘、腹满不能食、腰脊疼、痿证。

【治法】针0.5～1.0寸。

（七）中枢（《医宗金鉴》）

【部位】在第十椎节下间。（《医宗金鉴》）

【取法】在第十胸椎棘突下凹陷中，俯卧取穴。

【主治】腰痛、脊强、俯仰不利、腹满、胃痛、食欲不佳。

【治法】针0.5～1.0寸。

（八）筋缩（《针灸甲乙经》）

【部位】在第九椎节下间。（《针灸甲乙经》）

【取法】在第九胸椎棘突下凹陷中，俯卧取穴。

【主治】癫痫、发狂、胃痛、脊强、腰背痛、瘛病、瘛疭、惊风。

【治法】针0.5～1.0寸，灸3～5分钟。

（九）至阳（《针灸甲乙经》）

【部位】在第七节椎下间。（《针灸甲乙经》）

【取法】在第七胸椎棘突下凹陷中，约与肩胛下角相平，俯卧取穴。

【主治】咳嗽、气喘、黄疸、背心痛、脊强、四肢重痛、胃脘痛、胁痛、少气难言。

【治法】针 0.5～1.0 寸。

（十）灵台（《铜人腧穴针灸图经》）

【部位】在第六椎节下间。（《铜人腧穴针灸图经》）

【取法】在第六胸椎棘突下凹陷中，俯伏取穴。

【主治】咳嗽、气喘、疔疮、胸背痛、项强、胃痛、心悸、失眠。

【治法】针 0.5～1.0 寸。

（十一）神道（《针灸甲乙经》）

【部位】在第五椎节下间。（《针灸甲乙经》）

【取法】在第五胸椎棘突下凹陷中，俯伏取穴。

【主治】咳嗽、气喘、健忘、惊悸、疟疾、胸胁痛、脊背强痛、头痛。

【治法】针 0.5～1.0 寸。

（十二）身柱（《针灸甲乙经》）

【别名】百劳。（《类经图翼》）

【部位】在第三椎节下间。（《针灸甲乙经》）

【取法】在第三胸椎棘突下凹陷中，俯伏取穴。

【主治】疟疾、热病、头痛、气喘、癫痫、惊风、癫狂、疔疮、腰痛、胸背痛、瘈疭。

【治法】针 0.5～1.0 寸。实证可刺血拔罐。

（十三）陶道（《针灸甲乙经》）

【部位】在大椎节下间。（《针灸甲乙经》）

【取法】在第一胸椎棘突下凹陷中，俯伏取穴。

【主治】疟疾、热病、咳嗽、癫痫、头痛、落枕、心烦、目眩、目不明、胸背痛。

【治法】针 0.5～1.0 寸，灸 5～10 分钟。

（十四）大椎（《素问·骨空论》）

【别名】百劳。（《类经图翼》）

【部位】在第一椎陷者中。（《针灸甲乙经》）

【取法】在第七颈椎与第一胸椎棘突之间，俯伏取穴。简便取法：在两肩峰连线的中点取穴。

【主治】热病、疟疾、感冒、骨蒸潮热、咳嗽、气喘、癫痫、癫狂、呃逆、呕吐、聋哑、喉痹、惊风、角弓反张、鼻衄、落枕、头痛、胸胁疼痛、盗汗、自汗。

【治法】针 0.5～1.0 寸，灸 10～15 分钟，实证刺血拔罐。

【附注】本穴为手足三阳与督脉之会。（《针灸甲乙经》）

（十五）哑门（《素问·气穴论》）

【别名】舌厌，舌横（《针灸甲乙经》）；喑门（《备急千金要方》）。

【部位】在后发际宛宛中。（《针灸甲乙经》）

【取法】在后发际正中直上 5 分，俯伏取穴。

【主治】癫狂、癫痫、聋哑、暴喑、中风舌强不语、头痛、项强、角弓反张、鼻衄、感冒、瘈疭、痉、落枕。

【治法】针 0.5～1.0 寸，采用俯伏位，向结喉方向刺。

【附注】哑门为督脉、阳维脉之交会穴。（《针灸甲乙经》）

（十六）风府（《灵枢·本输》）

【别名】舌本（《针灸甲乙经》）；鬼穴（《备急千金要方》）。

【部位】在项上入发际1寸，大筋内宛宛中。（《针灸甲乙经》）

【取法】以前发际至后发际作一尺二寸做标准，风府在后发际正中直上1寸，俯伏位取穴。

【主治】头痛、项强、半身不遂、眩晕、癫狂、中风不语、咽喉疼痛、感冒、气喘、暴喑、不能言、落枕。

【治法】针3～5分，向结喉方向进针，不能斜向上刺。

【附注】本穴为督脉、阳维脉交会穴。（《针灸甲乙经》）

（十七）脑户（《针灸甲乙经》）

【别名】匝风，会额（《针灸甲乙经》）；会颅（《铜人腧穴针灸图经》）。

【部位】从风府上行1寸5分。（《医宗金鉴》）

【取法】在头部正中线上，风府上1寸5分。当枕骨粗隆上缘取穴。

【主治】癫痫、头晕、暗不能言、目赤目痛、头肿头痛、颈项强痛、瘈疭。

【治法】沿皮针5～8分。

【附注】本穴为督脉，足太阳之会。（《针灸甲乙经》）

（十八）强间（《针灸甲乙经》）

【别名】大羽。（《针灸甲乙经》）

【部位】从脑户上行1寸5分，强间穴也。（《医宗金鉴》）

【取法】在头部正中线上，当风府与百会弧线之中点取穴。

【主治】癫狂痫、眩晕、呕吐、头痛、口呐。

【治法】沿皮针5～8分。

（十九）后顶（《针灸甲乙经》）

【别名】交冲。（《针灸甲乙经》）

【部位】在百会后1寸5分，枕骨上。（《针灸甲乙经》）

【取法】在头部正中线上，百会后1寸5分取穴。

【主治】癫狂、癫痫、头痛、眩晕、瘈疭。

【治法】沿皮针5～8分。

（二十）百会（《针灸甲乙经》）

【别名】三阳五会（《铜人腧穴针灸图经》）；颠上，天满（《针灸大成》）。

【部位】从后顶上行1寸5分，直两耳尖顶陷中，百会穴也。（《医宗金鉴》）。

【取法】在头正中线后发际直上7寸取穴或两耳尖连线的中点取穴。

【主治】癫狂、癫痫、癔病、中风、中暑、眩晕、暴喑、耳鸣、耳聋、感冒、脱肛、阴挺腰痛、不省人事、虚脱、鼻衄、遗尿、疟疾、失音不语、呕吐、呃逆、风丹、头风、健忘、失眠、尸厥、惊风、痢疾、角弓反张。

【治法】针0.5～1.0寸。可透四种聪，灸10分钟。

【附注】本穴为督脉、足太阳经交会穴。（《针灸甲乙经》）

（二十一）前顶（《针灸甲乙经》）

【部位】从百会前行1寸5分，前顶穴也。（《医宗金鉴》）

【取法】在头正中线上，百会前1寸5分处取穴。

【主治】癫痫、头痛、眩晕、目不明、鼻渊、头面红肿、惊风。

【治法】沿皮针5～8分，灸5分钟。小儿囟门未合者禁针。

（二十二）囟会（《针灸甲乙经》）

【部位】从前顶前行1寸5分，囟会穴也。（《医宗金鉴》）

【取法】在头正中线上，百会前3寸取穴。

【主治】头痛、目眩、眩晕、小儿惊风、癫痫、鼻渊、鼻衄、鼻塞、不闻香臭、清涕。

【治法】沿皮针5～8分。小儿囟门未合者禁针。

（二十三）上星（《针灸甲乙经》）

【部位】入发际1寸陷者中，可容豆。（《针灸甲乙经》）

【取法】头正中线上，前发际入发1寸，百会前4寸取穴。

【主治】鼻衄、目痛、清涕、鼻塞、不闻香臭、疟疾、头皮肿、中风、热病无汗。

【治法】向后沿皮针5～8分，小儿囟门未合者禁针。

（二十四）神庭（《针灸甲乙经》）

【部位】在发际直鼻。

【取法】在头部正中线，前发际入发5分取穴。

【主治】癫痫、惊悸、失眠、眩晕、鼻塞、清涕、鼻衄、鼻渊、流泪、头痛、前额痛。

【治法】向上沿皮刺5～8分，小儿囟门未合者禁针。

【附注】本穴为督脉，足太阴阳明之会。（《针灸甲乙经》）

（二十五）素髎（《针灸甲乙经》）

【别名】面王。（《针灸甲乙经》）

【部位】在鼻柱上端。（《针灸甲乙经》）

【取法】在鼻尖端中央取穴。

【主治】昏厥、尸厥、不省人事、鼻塞、鼻衄、鼻渊、酒渣鼻、气喘。

【治法】直刺 1～2 分。

（二十六）水沟（《针灸甲乙经》）

【别名】水沟（《铜人腧穴针灸图经》），鬼客厅，卒死（《备急千金要方》）。

【部位】在鼻柱下水沟。（《针灸甲乙经》）

【取法】在水沟沟上 1/3 与中 1/3 交点处取穴。

【主治】中风不省人事、惊风抽搐、癫痫发作、昏厥、虚脱、癫狂、口眼㖞斜、牙关紧闭、牙痛、面肿、面痛、中暑、消渴、晕车、感冒、鼻塞、不闻香臭、清涕、暴喑、前头痛、鼻孔生疮、衄血、水肿、头面肿、痿证。

【治法】斜向上针 3～5 分，亦可采用指针，不宜灸。

【附注】根据临床报道，水沟有回阳固脱，醒脑开窍的作用，为全身强壮穴之一。

（二十七）兑端（《针灸甲乙经》）

【部位】在唇上端。（《针灸甲乙经》）

【取法】上唇尖端，水沟沟下端赤白肉际取穴。

【主治】口舌生疮、牙痛、口臭、癫痫、口㖞、唇动、衄血、口噤、鼻塞清涕、消渴。

【治法】针 2～3 分。

（二十八）龈交（《针灸甲乙经》）

【部位】在唇内齿上龈缝中。（《针灸甲乙经》）

【取法】在上唇系带与齿龈相结合处仰卧取穴。

【主治】口舌生疮、牙龈肿痛、癫狂、鼻渊、鼻塞不利、鼻中息肉、鼻衄、口僻、鼻孔生疮、目痛、目不明、目瞤。

【治法】针3分或用三棱针点刺放血。

【附注】本穴为任督二脉之会。(《素问·王注》)

二、功用归纳

督脉俞穴，具有补中益气，回阳救逆，醒脑开窍，宁心安神，清热解毒，凉血止血，调理脾胃，利尿消肿，调经止带，泻热止痛，泻热解表，通经活络等功用，小结于后：

(一)补中益气，回阳固脱

1. 虚脱：水沟，百会。

2. 少气懒言：百会。

3. 阳痿遗精：阳关，命门。

(二)回阳救逆，醒脑开窍

1. 尸厥：百会，素髎。

2. 昏厥：水沟，百会，素髎。

3. 中风闭证：水沟，百会，哑门。

4. 中风不语：哑门。

5. 人事不省：水沟，素髎。

6. 牙关紧闭：水沟。

7. 中风：水沟，百会，上星，大椎。

8. 暴喑：哑门，风府，脑户，百会，水沟。

(三)宁心安神，平肝息风

1. 癫病：百会，筋缩。

2. 失眠：百会，神庭，灵台。

3. 心悸：神庭，灵台，神道。

4. 健忘：神道，百会。

5. 惊悸：神道，神庭。

6. 惊风：大椎，身柱，筋缩，长强，百会，囟会，前顶，水沟。

7. 角弓反张：哑门，大椎，百会。

8. 心烦：陶道。

9. 痉：兑端，脑户，哑门，大椎，长强。

10. 瘈疭：哑门，身柱，筋缩，长强，后顶，脑户。

11. 癫：龈交，兑端，水沟，囟会，上星，百会，后顶，强间，脑户，哑门，大椎，陶道，身柱，筋缩，脊中，命门，长强。

12. 狂：百会，后顶，强间，风府，哑门，大椎，身柱，筋缩，腰俞。

13. 痫：后顶，百会，前顶，囟会，神庭，水沟，兑端，强间，脊中，长强。

14. 晕车：水沟。

15. 眩晕：神庭，囟会，前顶，强间，脑户，百会，后顶。

（四）清热解毒

1. 疔疮：灵台，身柱。

2. 口舌生疮：兑端，龈交。

3. 鼻孔生疮：龈交，水沟。

4. 牙龈肿痛：龈交。

5. 喉痹：大椎，风府。

6. 热病：大椎，身柱，陶道。

7. 疟疾：大椎，陶道，身柱，神道，神门，百会，上星。

8. 酒渣鼻：素髎。

9. 黄疸：脊中，至阳。

10. 风丹：百会。

11. 痔疮：长强，脊中。

（五）凉血止血

1. 肠风下血：命门，脊中。

2. 衄血：大椎，风府，哑门，囟会，上星，神庭，素髎，兑端。

3. 便血：长强，脊中，命门。

（六）调理脾胃

1. 腹痛：命门，悬枢。

2. 胃痛：中枢，至阳，筋缩，承灵，百会，长强。

3. 呕吐：至阳，神道，大椎。

4. 食不化：悬枢，脊中，中枢。

5. 腹满：脊中，中枢。

6. 泄泻：长强，命门，悬枢，脊中。

7. 痢疾：长强，悬枢，脊中，百会。

8. 便秘：长强，悬枢，脊中。

9. 呃逆：大椎，百会。

（七）利尿消肿，温肾固涩

1. 小便不利：命门。

2. 水肿：水沟。

3. 遗尿：命门，百会。

（八）调经止带

1. 月经不调：腰俞，阳关，命门。

2. 经闭：腰俞。

3. 带下：腰俞，命门。

（九）泻热止痛

1. 头痛：神庭，囟会，上星，前顶，百会，后顶，强间，风府，哑门，大椎，陶道，身柱，脑户，神道，命门。

2. 腰痛：水沟，命门，中枢，身柱，腰俞，悬枢，长强。

3. 前额痛：水沟，神庭。

4. 胸胁痛：至阳，神道，大椎。

5. 喉痹：大椎，风府。

6. 牙痛：水沟，兑端，龈交。

7. 目痛：脑户，上星，龈交。

8. 火眼：上星。

（十）泻热解表

1. 气喘：至阳，灵台，神道，身柱，陶道，大椎，风府，素髎。

2. 咳嗽：灵台。

3. 感冒：大椎，哑门，风府，百会，囟会，上星，神庭，素髎，水沟。

4. 发热无汗：上星，陶道，命门。

（十一）通经活络

1. 半身不遂：长强，风府。

2. 口㖞：强间，水沟，兑端，龈交。

3. 舌强不语：哑门。

4. 背脊强痛：神道。

5. 项强：灵台。

6. 胸背痛：至阳，灵台，神道，身柱，陶道。

7. 腰背痛：筋缩。

8. 腰骶痛：阳关。

9. 腰脊强痛：长强，腰俞，命门，悬枢，脊中，中枢，筋缩，至阳。

10. 落枕：大椎，陶道，哑门，风府。

（十二）其他

1. 消渴：水沟，兑端。

2. 中暑：水沟，百会。

3. 鼻塞不闻香臭：水沟，百会，囟会，上星。

4. 聋哑：大椎，哑门。

5. 痿证：水沟。

6. 目泪：神庭，上星。

7. 骨蒸潮热：大椎。

8. 自汗盗汗：大椎。

下篇 ｜ 经穴辨证运用

经穴辨证运用，是针灸学的核心，对古人丰富而庞杂的经穴主治内容，通过上篇的十四经主治归纳，眉目已清楚，条理分明。本篇的任务是在上篇归纳整理的基础上，把其中相同的病证，从十四经小结中，再进行一次分类归纳，从而得出同一病证，由于病因、病机、病性的不同，故必须通过辨证来取用腧穴，这是本书的重点内容。

本篇共分十五节，落实具体病证的辨证取穴。以第一节痛证来说，就分头痛、咽喉痛、牙痛、面痛、胸胁痛、腰痛、胃痛、腹痛、痛经等，在头痛内容下，又分太阴头痛、阳明头痛、少阴头痛、太阳头痛、少阳头痛、厥阴头痛、阳虚气虚头痛、阴虚血虚头痛等八种，再落实分经取穴。

举例来说，第一节中的咽喉痛，是临床上的常见病，我们在研究本病的发生时，除了经络之间的关系外，还必须联系发病原因、疾病性质，特别是前人对本病运用的经和穴的经验来仔细考虑。从十四经主治小结来看，除了脾经之外，其余十三条经都有治疗咽喉痛的经验记载，足见这些经络与本病有着密切的关系，这对我们理解和阐明咽喉痛的致病原因，发病机理，疾病属性以及治疗方法，都有着极其重要的意义。因此，在研究咽喉痛的治疗时，就必须从外感风寒、风热，阳明实热，心火上炎，肝胆火热，阴虚等方面来落实辨证取穴。

上面的例子说明，对经穴主治进行总结，完全是为了临床上以经络辨证取穴。这样归纳，虽然每一个病证涉及的腧穴较多，但这并不意味着取穴繁杂，而是较为全面、系统地继承了前人的临床经验，同时又为对病证循经选取最佳腧穴提供了依据。但在临床选穴时，必须贯彻少而精的原则。

第一节 痛 证

痛证是临床上常见的一种病因复杂的证候群，无论是经络阻滞、气滞血瘀、痰湿停着、肝郁气滞、气血虚弱、风寒外袭所引起的痛证，运用针灸治疗，都有良好效果。这里把以疼痛为主的疾病，分为头痛、咽喉痛、牙痛、面痛、胸胁痛、腰痛、胃痛、腹痛、痛经等九部分讨论于后。

一、头痛

根据疼痛的不同部位，分太阴、阳明、少阴、太阳、少阳、厥阴、阳虚、阴虚等头痛，这里分经归纳于后。

（一）太阴头痛

肺经：太渊、列缺、孔最。

脾经：商丘、大都。

（二）阳明头痛

大肠经：合谷、阳溪、温溜、下廉、上廉。

胃经：人迎、丰隆、解溪、四白、头维。

（三）少阴头痛

心经：通里、少海、青灵。

肾经：涌泉。

（四）太阳头痛

小肠经：少泽、后溪、腕骨、前谷、天窗。

膀胱经：攒竹、天柱、曲差、承光、玉枕、风门、胆俞、三焦俞、跗阳，昆仑、申脉、京骨、大杼。

（五）少阳头痛、肝胆头痛、痰浊头痛

三焦经：液门、外关、清冷渊、消泺、丝竹空。

胆经：瞳子髎、颔厌、悬颅、目窗、头窍阴、完骨、本神、头临泣、承灵、脑空、风池、阳陵泉、阳白、天冲。

（六）厥阴头痛

心包络：天池、中冲、大陵。

肝经：太冲、曲泉、期门。

（七）阳虚、气虚头痛

肾经：涌泉。

督脉：命门、神道、风府、脑户、强间、后顶、百会，水沟、前顶、上星、神庭。

（八）阴虚、血虚头痛

脾经：商丘。

胃经：丰隆、解溪。

肾经：涌泉。

任脉：鸠尾、天突。

二、咽喉痛

根据古人临床实践经验，除脾经外，其他十三条经都有治疗咽喉痛的功用，这样一来，就给辨证施治提供了辨证取穴的依据。现在从风热、阳明实热、心火、肝胆火热和阴虚等方面，分经归纳于下：

（一）风热、风寒化热

肺经：少商、鱼际、经渠、列缺、孔最、尺泽、云门。

督脉：百会、大椎、风府。

（二）阳明实热

大肠经：商阳、二间、三间、合谷、阳溪、偏历、温溜、曲池、天鼎。

（三）心火上炎

心经：通里、神门。

心包络：劳宫、大陵。

小肠经：少泽、前谷、天窗、天容、小海。

（四）肝胆火热

胆经：足窍阴、阳交、完骨。

肝经：太冲、膝关、行间。

三焦经：液门、中渚、关冲。

（五）阴虚

肾经：涌泉、然谷、太溪、照海、大钟。

膀胱经：大杼、天柱、肺俞、膈俞、胆俞、脾俞、承山。

任脉：鸠尾、华盖、玉堂、璇玑、天突、紫宫。

三、牙痛

牙痛病因较多，十四经中除脾经、心包经和肝经之外，其余各经都具有治疗牙痛的功用。现在从风寒、风火、阳明实热，心火上炎、少阳相火和阴虚等方面归纳于下：

（一）风寒、风火牙痛

肺经：鱼际、太渊。

大肠经：商阳、二间、三间、合谷、阳溪、偏历、温溜、曲池。

（二）阳明火热牙痛、生智齿、拔牙后痛

大肠经：见风寒、风火。

胃经：大迎、下关、厉兑、内庭、冲阳、足三里、地仓。

（三）心火上炎牙痛

心经：少海。

小肠经：阳谷、小海、颧髎。

督脉：水沟、兑端、龈交。

（四）少阳火热牙痛

三焦经：液门、四渎、角孙、耳门。

胆经：听会、上关、曲鬓、浮白、目窗、正营、完骨。

（五）阴虚牙痛

肾经：吕细（太溪）、复溜。

膀胱经：昆仑。

任脉：承浆。

（六）其他

啮颊：胃经冲阳。

啮舌：胃经解溪。

四、面痛

古典著作对面痛：宋·王执中在《针灸资生经》中较早提出，明代朱橚等编《普济方》在卷四百一十九引用了《针灸资生经》的记载。本病历代医家都以"颔痛""颊车痛""颞颥痛"总结经验。

胃经：颊车、足三里、巨髎。

小肠经：天窗。

膀胱经：攒竹、玉枕。

三焦经：和髎、翳风、关冲、中渚。

胆经：头临泣。

五、胸胁痛

胸痛与胁痛有区别，胸痛偏于肺经，胁痛多在肝经。由于针灸治疗，常胸、胁并治，所以合并讨论，称为胸胁痛。十四经都有治疗本病的功用，现从风热犯肺、寒滞经络、痰热壅肺、肝胆实热、肝气郁结、肝阴不足、瘀血阻滞、心火上炎等方面归纳于后。

（一）风热犯肺、寒滞经络

肺经：中府、云门、尺泽、经渠、太渊、鱼际。

大肠经：巨骨。

（二）痰热壅肺

胃经：陷谷、丰隆、巨虚、上廉、足三里、不容、承满、梁门、库房、膺窗、乳根。

脾经：太白、食窦、天溪、胸乡、周荣、大包。

（三）肝胆湿热、肝气郁结

胆经：足窍阴、侠溪、足临泣、外丘、阳辅、阳陵泉、中渎、环跳、带脉、丘墟、悬钟。

肝经：行间、太冲、章门、期门。

（四）瘀血阻滞、心火上炎

心经：少冲、少府、青灵。

心包络：劳宫、大陵、内关、间使、曲泽、天泉。

三焦经：外关、支沟、天井、颅息、丝竹空。

督脉：至阳。

（五）阴虚

肾经：涌泉、阴都、太溪、幽门、步廊、神封、灵墟、或中、俞府。

膀胱经：风门、肺俞、肝俞、脾俞、肾俞、志室、中膂俞、谚语。

任脉：关元、中脘、巨阙、中庭、玉堂、紫宫、华盖、璇玑。

六、腰痛

腰痛病因较多，有外感风寒、风湿引起的，有湿热致痛的，有瘀血作痛的，有肾虚作痛的，有扭伤作痛的，根据不同病因，归纳于后。

（一）风寒、风湿腰痛

脾经：大都、太白、地机、阴陵泉。

膀胱经：大杼、肾俞、关元俞、中膂俞、小肠俞、膀胱俞、下髎、附分、神堂、志室、合阳、胞肓、秩边、承筋、承山、承扶、殷门、委阳、委中、昆仑、申脉、京骨、束骨。

（二）湿热腰痛

大肠经：合谷、手三里。

胃经：足三里、阴市、缺盆、气街、髀关。

小肠经：腕骨。

心经：少海。

督脉：命门、身柱、水沟、腰俞、长强。

（三）瘀血、扭伤腰痛

三焦经：天髎。

胆经：京门、居髎、环跳、风市、阳辅、丘墟、地五会。

巴蜀名医遗珍系列丛书

肝经：行间、太冲、中封、阴包、章门。

膀胱经：（同风寒）风湿腰痛。

（四）阴虚、阳虚腰痛

肾经：涌泉、复溜、横骨、大钟、阴谷。

任脉：玉泉、关元、石门、气海。

七、胃痛

胃痛又名胃脘痛，有的地区称其为心口痛，临床上有的为溃疡病。对本病十四经都有治疗功用，这就给辨证取穴提供了依据。下面从寒邪犯胃、饮食停滞、胃热、脾胃虚寒、胃阴虚、肝气犯胃、瘀血致痛等方面进行归纳。

（一）寒邪犯胃，饮食停滞，胃热痛

肺经：鱼际、太渊、尺泽、侠白。

胃经：冲阳、足三里、不容、气街、梁丘。

脾经：大都、太白、公孙、商丘。

（二）脾胃虚寒胃痛

心经：少冲、神门、阴郄、灵道、通里。

督脉：百会、筋缩。

小肠经：后溪。

脾、胃经：同上。

（三）胃阴虚胃痛

肾经：通谷、幽门、然谷、太溪、水泉。

膀胱经：心俞、督俞、膈俞、脾俞、京骨、昆仑。

任脉：气海、建里、上脘、中脘、巨阙、石门、鸠尾、膻中、天突。

（四）肝气犯胃胃痛

胆经：阳辅、足临泣。

肝经：行间、太冲、期门、章门、大敦。

（五）瘀血胃痛

心包络：大陵、内关、间使、曲泽、中冲、郄门。

三焦经：天井、支沟。

八、腹痛

腹痛是临床上常见、多发病，病因复杂。根据十四经主治功用，从寒邪凝滞太阴、厥阴郁滞、热结阳明、湿热、气滞血瘀、蛔虫病腹痛等分经归纳于下：

（一）寒邪凝滞太阴腹痛

肺经：鱼际、云门。

脾经：商丘、漏谷、冲门、府舍、腹结、腹哀、地机、阴陵泉、公孙、太白。

（二）厥阴郁滞腹痛

肝经：行间、太冲、大敦、中封、中都、蠡沟。

心包络：内关、大陵。

三焦经：外关。

（三）热结阳明腹痛

大肠经：温溜、手三里。

胃经：内庭、陷谷、下巨虚、上巨虚、足三里、丰隆、阴市、髀关、气街、归来、水道、大巨、外陵、天枢、关门、梁门。

（四）温热腹痛

膀胱经：昆仑、委阳、承山、飞扬、承筋、脾俞、胃俞、三焦俞、大肠俞、大杼、膈俞、肾俞、小肠俞、阳纲、志室、下髎、谚谑。

肾经：涌泉、太溪、水泉、复溜、交信、横骨、四满、肓俞、商曲、石关。

督脉：长强。

（五）气滞血瘀

胆经：侠溪、丘墟、居髎、带脉、京门。

肝经：大敦、行间、太冲、中封、中都、阴包、蠡沟。

（六）蛔虫病腹痛

胃经：地仓。

任脉：会阴、曲骨、中极、关元、石门、气海、神阙、下脘、中脘、鸠尾、巨阙。

九、痛经

妇女痛经是常见病，有虚、实之别。凡经前作痛，拒按，经行痛减或痛止，多为实证；若是经后腹痛，痛而喜按，或经行时作痛，多为虚证。现在分气滞血瘀、气血不调、寒邪凝滞、血虚归纳于下：

（一）气滞血瘀痛经

胆经：带脉、侠溪。

肝经：蠡沟。

（二）气血不调痛经

脾经：三阴交、阴陵泉、血海。

胃经：水道、天枢、气街。

（三）寒邪凝滞痛经

任脉：中极、气海、阴交、会阴。

（四）血虚痛经

肾经：中注、气穴。

膀胱经：申脉。

脾经：（见上。）

胃经：（见上。）

第二节　肺经病

肺经常见病为气喘、咳嗽。根据十四经腧穴具有治疗气喘、咳嗽、短气、咳逆上气等功用，归纳于下：

一、气喘

气喘有外感诱发的，有脾湿为患的，有肾不纳气所致的，现归纳于下：

（一）外感诱发气喘

肺经：云门、天府、尺泽、列缺、太渊、少商。

大肠经：商阳、三间、下廉、曲池、扶突。

（二）脾湿气喘

脾经：隐白、食窦、天溪、周荣、大包。

胃经：内庭、丰隆、上巨虚、足三里、天枢、承满、头维、不容、气户、库房、屋翳、乳根。

胆经：悬钟、承灵。

肝经：章门、期门。

（三）肾不纳气气喘

肾经：涌泉、然骨、太溪、大钟、俞府、步廊、神封、神藏、或中。

膀胱经：昆仑、大杼、风门、肺俞、心俞、膈俞、肝俞、肾俞、谚谚、曲差、通天。

任脉：气海、中脘、鸠尾、膻中、璇玑、华盖、天突。

督脉：风府、灵台、大椎、身柱、至阳。

二、咳嗽

咳嗽有外感、痰湿、阴虚、肺气不足和肝胆火旺的区别，治法当严格区分，现归纳于下：

（一）风寒咳嗽，风热咳嗽

肺经：少商、鱼际、太渊、列缺、尺泽、经渠、侠白、天府、云门、中府。

大肠经：商阳、合谷、扶突。

（二）痰湿咳嗽

胃经：缺盆、库房、丰隆、不容、解溪、足三里。

脾经：太白、周荣。

心经：阴郄、神门。

小肠经：少泽、前谷、天宗、肩中俞、天容。

（三）阴虚咳嗽

肾经：涌泉、太溪、或中。

膀胱经：大杼、风门、肺俞、脾俞、膏肓俞、魄户。

任脉：膻中、鸠尾、玉堂、紫宫、华盖、璇玑、天突、廉泉、巨阙。

（四）肺气不足咳嗽

三焦经：支沟。

心包络：天池、天泉、曲泽。

督脉：身柱、灵台。

（五）肝胆火旺咳嗽

胆经：维道、阳陵泉。

肝经：行间、章门、期门。

三、短气

短气见于多种疾病，有虚实之分。凡形瘦神疲、声低息微、头眩乏力的为虚；而胸腹胀满、呼吸声粗、心胸窒闷，则多由痰饮、瘀阻、气滞所致，多为实证。现分别归纳于下：

（一）肺气虚短气

肺经：鱼际、尺泽、侠白、中府。

任脉：天突、膻中、鸠尾、神阙、巨阙。

（二）心气虚短气

心经：神门、通里。

心包络：大陵。

（三）肾气虚短气

肾经：涌泉、大钟、神封。

膀胱经：肺俞、肝俞、脾俞、肾俞、昆仑。

（四）邪实阻滞短气

胃经：水突、膺窗、阴市。

三焦经：液门、四渎、天井。

督脉：至阳、长强、神道。

四、咳逆上气

咳逆上气由外感六淫，或痰饮内停导致的，多属实证；若久病咳嗽，或大病耗伤元气，则属虚证，现在从肺、脾气虚，心、肾气虚，阳明邪实，痰饮内停，肝胆火邪分别归纳于后。

（一）肺、脾气虚

肺经：少商、鱼际、太渊、经渠、列缺、尺泽、中府、云门、天府。

脾经：太白、大横、腹结、周荣、漏谷、血海、天溪。

任脉：膻中、玉堂、紫宫、华盖、天突、鸠尾、廉泉、石门。

（二）心、肾气虚

心经：神门、阴郄。

小肠经：天容、肩中俞。

心包经：大陵、曲泽、天泉。

肾经：太溪、大钟、阴都、步廊、神封、神藏、彧中、俞府、幽门。

膀胱经：厥阴俞、风门、魄户、肺俞、譩譆、膏肓俞、督俞。

（三）阳明邪实痰饮内停

大肠经：扶突。

胃经：上巨虚、天枢、解溪、水突、气户、气舍、库房、屋翳、乳根。

（四）肝胆火邪

胆经：肩井、维道。

肝经：行间、期门。

五、胸胀满

胸部胀满，凡由肺气不宣、湿热引起，多为实证；肾不纳气引起的。则属虚证。小结于后。

（一）肺气不宣

肺经：太渊、云门、中府。

大肠经：合谷、三间、商阳、阳溪、曲池。

膀胱经：肺俞。

（二）湿热

胃经：气户、乳根、足三里。

脾经：隐白、太白、食窦、天溪、胸乡、周荣、大包。

肝经：太冲、章门、期门。

（三）脾肾阳虚

肾经：步廊、神封、灵墟、神藏、彧中、俞府。

脾胃经：同上。

任脉：巨阙、中庭、膻中、玉堂、紫宫、华盖。

六、其他肺经病

（一）呃逆

肾经：涌泉、然谷、大钟、复溜、步廊。

心包络：大陵、间使。

（二）其他

肺痿：膀胱经，肺俞。

呼吸肩息：肺经，云门、天府。胃经，气户。心经，神门。

数欠频伸：肺经，列缺。心经，通里。

痰冷少气：心经，少冲。

痰壅气堵：肺经，列缺。

息奔：任脉，鸠尾。

烦满少气：心经，少府。

善嚏：膀胱经，攒竹。胆经，颔厌。

第三节　脾胃病

针灸治疗脾胃疾病，疗效确切，特别是脾胃为主的慢性病，如慢性腹泻、消化不良等，多可取得好的效果。现在把常见的适应证，从食欲不振、消化不良、腹胀满、泄泻、便秘、呕吐等方面，辨证归纳于下：

一、食欲不振

食欲不振古称"不嗜食"，多由脾胃虚弱、火不生土、肝气犯胃等引起，辩证取穴于下：

（一）脾胃虚弱

胃经：梁门、关门、天枢、不容、承满、气户、乳根、足三里、丰隆、下巨虚、冲阳、内庭。

脾经：隐白、太白、公孙、周荣。

大肠经：二间、下廉、天鼎。

（二）火不生土

心经：神门。

肾经：灵墟。

膀胱经：脾俞、胃俞、胆俞、魂门、三焦俞、阳纲、意舍、膈俞、胃仓、承山。

心包络：劳宫、内关。

督脉：脊中。

（三）肝木克脾、肝气犯脾

肝经：曲泉、章门、期门。

任脉：中庭、紫宫、上脘、中脘、下脘。

二、消化不良，伤食

由于饮食不节或脾虚不运，发生胸脘痞闷、嗳气腐臭、厌食、恶心、泄泻等。兹从脾胃虚弱、肝郁角度分别归纳于下：

（一）脾胃虚弱

大肠经：手三里。

胃经：天枢、足三里、冲阳、上巨虚。

脾经：太白、商丘。

膀胱经：脾俞、膀胱俞、三焦俞、魂门、胃俞、胃仓、承山。

（二）肝郁

肝经：章门。

任脉：中脘、下脘、上脘、璇玑。

督脉：脊中。

巴蜀名医遗珍系列丛书

三、腹胀满

腹部胀满，有虚实之分。《金匮要略·腹满寒疝宿食病脉证治》说："病者腹满，按之不痛者为虚，痛者为实。"现辨证归纳如下：

（一）脾胃虚弱

胃经：不容、承满、关门、大巨、水道、气冲、天枢、厉兑、内庭、陷谷、冲阳、解溪、上巨虚、足三里。

脾经：隐白、大都、太白、商丘、三阴交、漏谷、地机、阴陵泉。

任脉：水分。

膀胱经：脾俞、胃俞、大肠俞。

肾经：大钟、太溪。

（二）肝郁

肝经：曲泉、行间。

胆经：悬钟、外丘。

膀胱经：胆俞。

四、腹泻

腹泻是常见胃肠疾病，有的是脾胃虚弱，有的由肾阳不振或肝郁所致。

（一）脾胃虚弱

胃经：内庭、足三里、承满、梁门、天枢、关门。

脾经：隐白、大都、太白、三阴交、阴陵泉、大横。

任脉：关元、石门、水分、神阙、中脘、气海。

（二）肾阳不振

肾经：涌泉、然谷、交信。

膀胱经：大肠俞、三焦俞。

督脉：悬枢、脊中。

（三）肝郁

肝经：曲泉、章门。

五、便秘

便秘是临床常见病。实证多因脾胃实热、少阳相火所引起；虚证则常见于脾肾阴虚，归纳于后：

（一）脾胃实热

胃经：足三里、丰隆。

脾经：太白、大都。

（二）少阳相火

心包络：大陵。

三焦经：中渚、支沟、外关。

胆经：光明、阳陵泉。

肝经：章门、大敦、太冲。

督脉：长强。

（三）脾肾阴虚

肾经：涌泉、肓俞、照海、太溪、大钟、交信、石关、阴都。

膀胱经：承筋、承山、大肠俞、膀胱俞、小肠俞、秩边、中髎、下髎、肓门。

任脉：石门。

六、呕吐

呕吐有因外邪引起的，有湿邪痰浊引起的，有肝气犯胃引起的等。现从外邪犯胃、食滞痰浊、肝气犯胃、脾胃虚实等，归纳于下：

（一）外邪犯胃

肺经：少商、鱼际、经渠、尺泽、中府。

大肠经：阳溪。

脾经：公孙、大都、商丘。

膀胱经：肺俞、心俞、膈俞、胆俞、胃俞、肾俞、脾俞、魄户、魂门、承光、玉枕、厥阴俞、三焦俞、委中、意舍。

（二）食滞，痰湿

胃经：足三里、人迎、不容、天枢、滑肉门、头维。

脾经：隐白、大都、商丘、公孙。

心包络：劳宫、大陵、间使、曲泽。

三焦经：支沟、颅息。

（三）肝气犯胃

肝经：行间、太冲、章门、期门、大敦。

胆经：阳陵泉、悬钟、辄筋、本神、率谷。

（四）脾胃虚寒

心经：少海、极泉、神门。

小肠经：天容、支正。

肾经：太溪、大钟、阴都、通谷、幽门、步廊、神封、灵墟、神藏、彧中、俞府、石关。

任脉：下脘、中脘、上脘、巨阙、中庭、玉堂、紫宫、石门。

督脉：大椎。

七、流涎

涎为脾液，脾胃虚寒，则冷涎上涌，不能收摄。本病又与脑病有关。

（一）脾胃虚寒

胃经：地仓、颊车。

大肠经：下廉、温溜。

三焦经：丝竹空。

任脉：廉泉。

（二）脑病

肾经：然谷、太溪、阴谷、幽门、彧中。

膀胱经：膈关、心俞。

督脉：水沟、神庭。

八、痰

痰病主在肺脾，临床上由于病因不同，有风痰、痰火、寒痰、顽痰等区分。现归纳于下：

（一）风痰、寒痰

肺经：中府、天府、尺泽、列缺。

胃经：屋翳、丰隆。

（二）痰火

胆经：风池、浮白。

督脉：上星。

（三）顽痰

肾经：然谷、复溜、阴谷。

膀胱经：脾俞、膏肓俞、膈关、膈俞。

任脉：上脘、巨阙。

九、脾胃其他疾病

（一）溏泻

大肠经：偏历。

肺经：太渊。

脾经：地机、三阴交、阴陵泉。

肝经：太冲。

任脉：神阙。

（二）餐泻、食泻

大肠经：下廉、上廉。

胃经：上巨虚。

脾经：阴陵泉、三阴交。

膀胱经：肝俞、会阳。

肝经：太冲。

（三）暴泻、洞泻

大肠经：三间。

脾经：大都、太白、隐白、阴陵泉。

膀胱经：肾俞。

肾经：然谷。

肝经：章门。

督脉：长强。

（四）噎膈

肺经：中府。

胃经：乳根。

膀胱经：神堂、意舍。

任脉：膻中、阴交。

（五）脱肛

胃经：气街。

膀胱经：大肠俞。

肾经：横骨。

任脉：神阙、鸠尾。

督脉：百会、长强、脊中。

第四节　泌尿系病

本节讨论小便的病变。《灵枢·本输》说："三焦者，足少阳，太阳之所将，太阳之别也……实则闭癃，虚则遗尿。"临床上常见的小便不利、遗尿都与三焦、膀胱功能失调有密切关系。如果小便不利未认真治疗，还可因此发生水肿。现从小便不利、水肿、遗尿等方面归纳如下：

一、小便不利

小便不利，常由湿热蕴结，或肝郁气滞，或肾气不足等所引起，分别归纳于下：

（一）湿热蕴结

脾经：三阴交、漏谷、阴陵泉、箕门、冲门。

胃经：足三里、丰隆、气街、水道、大巨。

大肠经：偏历。

心经：少府。

小肠经：前谷。

督脉：长强。

（二）肝郁气滞

肝经：大敦、行间、太冲、中封、蠡沟、曲泉、阴包、五里、期门。

胆经：京门。

（三）肾气不足

肾经：涌泉、水泉、交信、横骨、照海。

膀胱经：志室、委中、大肠俞、八髎、承扶、秩边、委阳、胞肓、肾俞、小肠俞。

任脉：会阴、曲骨、关元、石门、气海、中极、阴交、水分、神阙。

二、水肿

水肿病多由肾阳不振、脾阳虚衰或肝气郁滞，心阳不振所引起。根据古人对本病的临床经验，现在从肾阳不振等四个方面归纳于下：

（一）肾阳不振

肾经：然谷、复溜、四满。

膀胱经：肾俞、胃仓、至阴。

任脉：曲骨、中极、石门、气海、阴交、神阙、水分、关元、建里。

（二）脾阳虚衰

脾经：三阴交、地机、阴陵泉。

胃经：厉兑、陷谷、足三里、天枢、关门、屋翳、水道、气街。

大肠经：合谷、曲池。

（三）肝气郁结

肝经：行间、太冲、中都、曲泉、章门。

胆经：维道、侠溪、头临泣、阳陵泉。

（四）心阳不振

心经：通里。

心包络：天泉、天池、间使。

三焦经：液门、中渚。

督脉：水沟。

三、遗尿

遗尿多见于儿童，有的是习惯不良，重在关心生活，如果是病态，则多由肺、心、脾虚，肾阳不足，或阴虚内热等原因所引起。辨证归纳于后：

（一）肺、心、脾虚

肺经：鱼际、中府。

心经：通里、神门、少府。

脾经：三阴交、阴陵泉、箕门、地机。

胃经：关门。

（二）肾阳不足

肾经：阴谷。

膀胱经：膀胱俞、委中、肾俞。

（三）阴虚内热

肝经：大敦、行间、太冲、蠡沟、阴包、期门。

任脉：关元、石门。

四、泌尿系其他病

小便频数：肺经，太渊。肾经，照海。膀胱经，肾俞。督脉，命门。

小便失禁：脾经，阴陵泉。胆经，风市。肝经，大敦、行间。任脉，关元、阴交。

淋病：胃经，足三里。脾经，血海、阴陵泉、箕门。膀胱经，肾俞、次髎。肾经，交信、肓俞、横骨、复溜。胆经，悬钟。肝经，中封、大敦、太冲。任脉，石门、气海、关元、神阙。

第五节　神志病

神志疾病是针灸治疗的一个适应重点。本章从中风、眩晕、目眩、尸厥、瘛疭、痉、心悸怔忡、失眠、心烦，笑、健忘、嗜卧及惊风等方面归纳于下：

一、中风

中风病情变化复杂。《金匮要略·中风历节病脉证并治》说："邪在于络，肌肤不仁；邪在于经，即重不胜；邪入于府，即不识人；邪入于脏，舌即难言，口吐涎。"临床上常分中经络、中脏腑（分闭证、脱证）。这里从醒脑开窍、抢救危脱、清热息风、平肝潜阳等方面归纳于下：

（一）醒脑开窍，抢救危脱

大肠经：合谷、曲池、阳溪、肩髃。

心包络：劳宫、中冲。

胃经：足三里、冲阳、颊车。

胆经：环跳。

任脉：中脘、神阙。

督脉：水沟、百会。

（二）泻热息风

肺经：列缺、天府。

大肠经：肩髃、手三里、上廉、阳溪、曲池、合谷。

胃经：冲阳、足三里、颊车。

小肠经：天窗。

心经：通里。

膀胱经：委中、心俞、昆仑、承山。

三焦经：阳池、中渚、外关、翳风。

督脉：大椎、上星。

（三）平肝潜阳

胆经：风池、临泣、肩井、环跳、风市、阳陵泉，听会、足临泣。

肝经：行间、太冲。

二、眩晕

本病原因较多，主要症状为头目昏眩而晕厥。临床上多由风热、痰

巴蜀名医遗珍系列丛书

湿或因身体虚弱所致。现辨证归纳于下：

（一）风热

肺经：天府。

大肠经：合谷。

膀胱经：大杼、肝俞、三焦俞、噫嘻、玉枕、天柱、攒竹、申脉、飞扬。

（二）痰温

胃经：足三里、解溪、厉兑、丰隆。

三焦经：丝竹空、天牖、支正。

胆经：风池、头临泣、脑空、本神、目窗、侠溪。

（三）体虚

督脉：百会、后顶、强间、脑户、前顶、囟会、风府。

任脉：承浆、上脘。

三、目眩

眩晕主证是头晕眼花。《金匮要略·痰饮咳嗽病脉证并治》说："心下有痰，胸胁支满，目眩。"《伤寒论》说："少阳之为病，口苦、咽干、目眩也。"这里从痰湿和少阳失和方面进行归纳于下：

（一）痰湿

胃经：解溪、丰隆、四白。

心经：通里。

小肠经：腕骨、阳谷、支正。

膀胱经：飞扬、天柱、肝俞、大杼、五处、申脉、攒竹、昆仑。

任脉：承浆、上脘。

（二）少阳失和

三焦经：丝竹空、天牖。

胆经：风池、本神、目窗、脑空、侠溪、足临泣、率谷。

督脉：陶道、前顶、囟会、后顶、风府。

四、尸厥

突然昏倒，状如死尸，不省人事。治宜醒脑开窍，以急救为主。

肺经：列缺。

大肠经：商阳、和髎。

胃经：厉兑、内庭、丰隆、足三里。

脾经：隐白、大都。

膀胱经：金门、仆参、攒竹。

肾经：涌泉。

三焦经：中渚。

肝经：大敦。

胆经：风池。

任脉：中极、关元。

督脉：百会、水沟。

五、瘛疭

瘛，筋脉拘急而缩，疭，筋脉缓纵而伸，伸挛交替，抽动不已为瘛疭。有外感热病，热盛伤阴，痰火壅滞而发病；发于痫证，则多风痰，也有由过汗或失血，经脉失养而致的，归纳于后。

（一）外感热病

大肠经：曲池。

心经：灵道。

小肠经：少泽、腕骨、阳谷、小海、听宫。

膀胱经：攒竹、大杼、委中、肺俞、络却、跗阳、至阴。

（二）风痰

胃经：解溪、屋翳、巨髎。

胆经：带脉、听会、上关。

督脉：哑门、身柱、筋缩、长强、后顶、脑户。

（三）过汗、失血

肾经：照海。

心包络：劳宫、曲泽。

三焦经：天井。

任脉：巨阙。

六、痉

本病项背强急、口噤、四肢抽搐、角弓反张。有虚实之分，凡因风、寒、痰、火所致的为实；失血、过汗、体素虚者属虚。这里以虚、实归纳于下：

（一）实证

肺经：鱼际。

小肠经：腕骨。

三焦经：丝竹空、翳风。

胆经：上关、京门、光明。

肝经：太冲、期门。

督脉：兑端、脑户、大椎、长强。

（二）虚证

胃经：大迎、足三里。

膀胱经：五处、天柱、膈俞、肝俞、膀胱俞、昆仑、脾俞、肾俞、肺俞、飞扬、京骨、束骨。

肾经：然谷、照海、石关。

任脉：水分、承浆。

七、心悸怔忡

本病是由心经气血不足所引发的病证，若老年脏气日衰，又劳心过度，心气耗损，也会发生心悸、短气。这里从后天不足、心气虚、元阳不振等方面归纳于后。

（一）后天不足

胃经：解溪、足三里、大巨。

膀胱经：心俞、胆俞、膏肓俞。

（二）心气虚

心经：通里、神门、少冲。

心包络：间使、大陵、曲泽、郄门。

三焦经：液门。

任脉：巨阙。

（三）元阳不振

胆经：阳交、脑空。

督脉：神道、神庭。

八、失眠

失眠,《难经·四十六难》称为"不寐"。本病多由阴血亏损、中气不足、心脾两虚或痰多、停水所致。

肺经:太渊。

脾经:隐白、公孙、三阴交、阴陵泉。

心经:神门。

肾经:太溪、涌泉。

心包络:内关。

督脉:百会、神庭。

九、烦心

烦心证,内伤、外感都可发生,有虚实之分。这里从热盛必烦、肾阴虚方面归纳于下:

(一)热盛心烦

肺经:太渊。

大肠经:合谷、阳溪。

胃经:丰隆、解溪、太乙。

脾经:隐白。

心经:神门、通里。

小肠经:少泽。

心包络:中冲、劳宫、间使、大陵、曲泽。

三焦经:关冲。

督脉:陶道。

（二）肾阴虚

肾经：大钟、然谷、涌泉、太溪、幽门。

膀胱经：心俞、厥阴俞、膈俞。

十、笑

嬉笑不休，多因心火偏胜，痰热壅盛所致，常兼胸胁支满，面赤心悸；也有肾阴不足，心火上炎的。这里从热伤神明、阴虚失养方面归纳于下：

（一）热伤神明

肺经：鱼际、列缺。

心包经：劳宫、大陵。

三焦经：外关。

督脉：百会。

（二）阴虚失养

脾经：商丘。

心经：神门。

小肠经：阳谷。

肾经：复溜。

膀胱经：肺俞。

十一、健忘

《类证治裁》说："健忘者，陡然忘之，尽力思索不来也……脑为元神之府，精髓之海，实记性所凭也。"记忆力严重衰退，多由忧思过度，心肾不交所致。治宜养心宁神，交通心肾。

肺经：列缺。

心经：神门、少海。

膀胱经：心俞、膏肓俞。

心包络：间使。

督脉：百会、神道。

十二、惊风

惊风多见于小儿热病。当从热伤神明、阴虚失养和肝风内动论治。现归纳于下：

（一）热伤神明

肺经：少商、列缺。

大肠经：巨骨、曲池，合谷。

胃经：下巨虚。

脾经：隐白、商丘。

心经：阴郄、神门。

三焦经：瘛脉、颅息、丝竹空。

（二）阴虚失养

肾经：涌泉、然谷。

膀胱经：攒竹、天柱。

任脉：鸠尾。

（三）肝风内动

肝经：大敦、太冲。

胆经：本神。

督脉：筋缩、长强、前顶、囟会。

十三、嗜卧

《杂病源流犀烛》说:"多寐,心脾病也。一由心神昏浊,不能自主,一由心火虚衰,不能生土而健运。"现从脾虚湿胜、邪热偏盛方面归纳于下:

(一)脾虚湿胜

脾经:商丘。

胃经:厉兑。

心经:通里。

肾经:涌泉、太溪、照海、大钟。

膀胱经:膈俞。

(二)邪热偏盛

肺经:天府。

大肠经:二间、三间、肘髎。

三焦经:三阳络、天井。

肝经:足五里。

督脉:至阳。

十四、神志其他病

(一)遗精

脾经:三阴交、阴陵泉。

胃经:厉兑。

膀胱经:肾俞、志室、心俞、白环俞。

肾经:大赫、然谷、横骨。

肝经:中封、曲泉。

胆经：阳陵泉。

任脉：曲骨、中极、关元、气海。

督脉：腰阳关、命门。

（二）目上视

膀胱经：五处。

三焦经：丝竹空。

督脉：前顶。

（三）太息

心经：少府。

脾经：公孙。

（四）牙关紧闭

大肠经：合谷、和髎

胃经：地仓、大迎、颊车、下关。

督脉：水沟。

（五）百合病

大肠经：合谷。

（六）心神恍惚

膀胱经：心俞。

三焦经：天井。

任脉：巨阙。

（七）心痹悲恐

肺经：鱼际。

心经：神门。

肝经：大敦。

（八）不语

督脉：身柱。

（九）梦魇不宁

胃经：厉兑。

脾经：隐白。

（十）痴呆

心经：神门。

（十一）倦怠

脾经：太白。

胃经：丰隆。

（十二）太息

胆经：丘墟。

肝经：蠡沟。

（十三）好怒

胆经：光明。

肝经：太冲。

（十四）阴缩

肝经：中封。

第六节　癫、狂、痫

　　癫、狂是指精神错乱的一类疾病。《难经·二十难》说："重阳者狂，重阴者癫。"痫证则是一种发作性神志异常的疾病。现分别归纳于下：

一、癫

癫，多由痰气郁结所致。症见精神抑郁，表情淡漠，或喃喃独语。或哭笑无常，幻想幻觉，语言错乱，不知秽洁，不思饮食，苔腻，脉弦。现从痰迷心窍、肝气郁滞归纳于下：

（一）痰迷心窍

肺经：尺泽。

大肠经：阳溪、偏历、温溜、曲池。

胃经：解溪、丰隆、大迎、太乙、滑肉门。

脾经：商丘、三阴交。

心经：少冲、少海。

小肠经：少泽、前谷、后溪、小海、听宫。

膀胱经：攒竹、络却、天柱、大杼、肺俞、膈俞、肝俞、委中、承山、飞扬、仆参、京骨、金门、申脉、束骨、通谷、昆仑。

肾经：阴谷、然谷。

任脉：承浆、鸠尾。

（二）肝气郁滞

心包络：间使。

三焦经：丝竹空、天髎、天井。

胆经：天冲、脑空、完骨、风池、阳交。

肝经：大敦、行间。

督脉：长强、脊中、强间、囟会、上星、百会、水沟，兑端、身柱、哑门、龈交、脑户、神庭。

二、狂

狂属阳，偏于邪实。多躁动，登高而歌，弃衣而走，骂詈不避亲疏，多与现代的精神分裂症有关。现从邪热凌心、肝风内动方面归纳于下：

（一）邪热凌心

肺经：太渊、鱼际。

大肠经：合谷、阳溪、温溜、下廉、曲池。

胃经：足三里、伏兔、上巨虚、太乙、滑肉门、天枢。

脾经：公孙、商丘。

心经：神门、少海、少冲。

小肠经：阳谷、后溪、腕骨、支正。

膀胱经：通谷、束骨、京骨、申脉、昆仑、飞扬、风门、心俞、肝俞、肾俞、络却。

肾经：涌泉、筑宾、照海。

任脉：巨厥、上脘。

（二）肝风内动

心包络：大陵、间使。

三焦经：液门、丝竹空、中渚。

胆经：丘墟、侠溪、光明、肩井、阳交、天冲。

肝经：大敦、太冲、曲泉。

督脉：身柱、风府、筋缩、百会。

三、痫

痫，是一种发作性精神异常的疾病。《千金要方》称之为癫痫，俗名羊痫风，多由情志失调、惊恐、饮食不、伤及肝脾肾经，风痰随气上逆所致。症见短暂失神，双目凝视，很快恢复正常；或突然昏倒，口吐白沫，牙关紧闭，两目上视，四肢抽动，或发叫声，醒后感到疲倦，不定时反复发作。现从痰迷心窍、肝气郁结、脾肾虚方面归纳于下：

（一）痰迷心窍

肺经：少商、列缺。

心经：神门。

小肠经：后溪、小海、前谷。

督脉：筋缩、脊中、后顶、强间、前顶、囟会、神庭、长强。

（二）肝气郁结

心包络：劳宫。

三焦经：天井、瘈脉。

胆经：颔厌、本神、头临泣。

肝经：大敦、行间。

（三）脾肾虚

脾经：商丘。

胃经：足三里。

膀胱经：攒竹、眉冲、心俞、金门、通谷、天柱。

肾经：涌泉、照海、阴谷。

任脉：曲骨、中脘、鸠尾。

第七节　血脉病

本节主要讨论血脉方面的针灸适应证。从衄血、咯血、吐血、便血、尿血和无脉证方面进行归纳于下：

一、衄血

《灵枢·百病始生》说："阳络伤则血外溢，血外溢则衄血。"因此，有眼衄、耳衄、鼻衄、齿衄、舌衄、肌衄等病症。这里着重以鼻衄为主，从肺失清肃、热伤血络、阴虚进行归纳；其他衄血，也可辨证取穴治疗。

（一）肺失清肃

肺经：天府、尺泽。

（二）热伤血络

大肠经：二间、合谷、阳溪、偏历、和髎。

胃经：厉兑、内庭。

心包络：郄门、劳宫。

三焦经：天牖、外关。

胆经：承灵、风池、悬钟。

督脉：素髎、水沟、上星、囟会、风府、神庭、哑门、兑端。

（三）阴虚

脾经：隐白。

心经：阴郄。

小肠经：前谷、后溪、腕骨。

膀胱经：攒竹、曲差、风门、心俞、通天、肝俞、讠意讠喜、上髎、至阴、通谷、京骨、飞扬、承筋、承山、委中、昆仑。

肾经：涌泉。

任脉：天突、承浆、阴交、膻中。

二、咯血

本病指咳嗽出血，或痰中带血。有的由于风热化燥，伤肺络，常伴咳嗽喉痹，口干鼻燥；也有肝火犯肺者，则常伴胸胁刺痛，心烦易怒；此外，阴虚也有咯血者。现归纳于下：

（一）风热伤肺

肺经：鱼际、太渊、列缺、尺泽、天府。

（二）肝火犯肺

心包经：大陵、郄门。

胆经：地五会、阳陵泉、窍阴。

肝经：行间。

（三）阴虚

胃经：乳根、缺盆、库房、足三里。

小肠经：肩中俞。

膀胱经：风门、心俞、肝俞、脾俞、肺俞、膈俞。

肾经：然谷、太溪、大钟。

任脉：膻中、巨阙、鸠尾。

三、吐血

吐血多因火热，或气虚不摄血所引起。现从气虚、火热两方面归纳于下：

（一）气虚

肺经：孔最、尺泽、鱼际。

脾经：隐白。

心经：阴郄、神门。

小肠经：肩中俞。

肾经：太溪。

膀胱经：肺俞、心俞、脾俞、肝俞。

任脉：上脘、膻中、紫宫、阴交。

（二）火热

大肠经：五里、巨骨。

胃经：屋翳、不容、承满、天枢。

心包络：大陵、郄门、曲泽、内关。

三焦经：外关。

脾经：行间、太冲。

四、便血

大便出血有远血、近血之分。远血大便黑色，多为胃肠瘀血，近血则多系痔疮出血。治宜泻热止血，补气摄血。这里从热伤血络，气不摄血方面归纳于下：

（一）热伤血络

大肠经：下廉。

胃经：足三里。

肝经：太冲、曲泉、五里。

督脉：长强、脊中、命门。

（二）气不摄血

脾经：隐白、太白、三阴交。

肾经：复溜。

膀胱经：下髎、承山、脾俞。

五、尿血

小便出血，多因热邪引起，治当泻热止血。若伴有腰胁疼痛，则多系结石引起，古称血淋、石淋。现从热伤血络角度归纳于下：

热伤血络

肺经：列缺。

膀胱经：脾俞、肾俞、三焦俞。

肾经：涌泉、复溜。

心包络：大陵。

肝经：大敦、章门。

督脉：腰俞。

六、无脉证

寸关尺脉不能触及，乃经脉气机不足所致。治以通经脉、温心阳为主。现从经脉不畅、心阳不振方面归纳于下：

（一）经脉不畅

肺经：太渊。

大肠经：合谷。

胃经：不容。

肾经：复溜。

（二）心阳不振

心经：神门。

心包经：内关。

任脉：中极。

第八节　妇科病

本节总结妇科针灸适应证。如月事不来（经闭）、月水不利、崩漏、带下、胞衣不下、阴挺、乳难等疾病，分别归纳于下：

一、经闭

月经闭止（经闭）有虚实之分。虚证多气血不足，当以补气养血为主；邪实有肝郁气滞者，当疏肝理气；有邪热为患者，宜泻热调经；也有气血失调引起的，则应调和气血。现从气血俱虚、肝郁气滞、邪热乱经方面归纳于下：

（一）气血俱虚

脾经：三阴交、血海。

胃经：足三里、气街。

膀胱经：肾俞、中髎。

肾经：水泉、照海、气穴、四满。

任脉：会阴、中极、关元、阴交。

（二）肝郁气滞

肝经：大敦、行间、太冲。

胆经：带脉、足临泣。

（三）邪热乱经

大肠经：合谷、曲池。

三焦经：支沟。

督脉：腰俞。

巴蜀名医遗珍系列丛书

二、月水不利

月水不利，又称月经不调，有超前错后，或经期不定等情况。月经超前多偏邪实，错后多为虚证，尚有因肝郁气滞而致的。邪实当泻热调经、虚则补气养血、肝郁宜疏肝理气。现从肝郁气滞、气血俱虚方面归纳于下：

（一）肝郁气滞

胆经：足临泣、侠溪。

肝经：行间、太冲、蠡沟、阴包。

督脉：腰俞、命门、阳关。

（二）气血俱虚

胃经：气街、天枢。

脾经：三阴交、血海、地机。

膀胱经：八髎、肾俞。

肾经：然谷、照海、交信、气穴、四满、中注。

任脉：气海、中极。

三、崩漏

崩为出血量多，漏则阴血淋沥不止，二者可互相转化。病由冲任失调，治以调养气血为主。

气不摄血

胃经：天枢。

脾经：血海、三阴交。

心经：通里。

膀胱经：合阳。

肾经：然谷、交信、阴谷。

肝经：大敦、太冲。

任脉：中极、石门、气海、阴交。

四、带下

带下病因较多。肝经湿热，则口苦胸痛，耳聋腹痛，脉弦，治宜清肝利湿；湿浊内聚，则心腹胀满，不思饮食，口苦短气，吞酸恶心，体弱嗜卧，治当健脾燥湿；中气下陷，则神疲短气，食少，当益气健中；带脉不固，白带绵绵，溲如米泔，腰重无力当益精固带；下元虚损，小便烦数，常见梦遗，下部多湿，当补精塞流。现从湿热、脾湿、阳虚、肾阳不振方面归纳于下：

（一）湿热

肝经：蠡沟。

胆经：五枢、带脉。

（二）脾湿

脾经：三阴交、漏谷、冲门。

胃经：天枢、气街。

（三）阳虚

心包络：间使。

任脉：曲骨、中极、气海、阴交。

督脉：命门、腰俞。

（四）肾阳不振

肾经：大赫、照海、太溪。

膀胱经：肾俞、次髎、中髎、小肠俞、白环俞。

五、胞衣不下

分娩之后，胞衣不下，有虚实之分。实邪者为瘀血阻滞，腹痛拒按，胸闷，治应活血祛瘀；虚者为气血虚惫，面白，乏力，怕冷，头晕眼花，心悸不宁，当补气血。现从气血瘀阻、气血虚方面归纳于下：

（一）气血瘀阻

心包络：内关。

三焦经：外关。

胆经：肩井。

肝经：章门。

（二）气血虚

胃经：气街。

脾经：三阴交。

肾经：照海。

膀胱经：昆仑、申脉、至阴。

任脉：中极、阴交。

心包络：内关。

三焦经：外关。

胆经：肩井。

六、阴挺

阴挺即子宫脱出。凡脱出而肿痛，心烦，面垢，胸闷自汗，失眠，便秘，口苦，食欲不振为湿热，治当疏肝清湿热；若气虚下陷，表现面白，怕冷，疲倦，短气，心悸，尿频，便溏，当升阳举陷；气血虚者，面黄，皮肤干燥，头晕，耳鸣，腰酸，大便结燥，当补气血以升提。现从湿热、气虚等方面归纳于下：

（一）湿热

肝经：大敦、太冲、曲泉。

胆经：维道。

（二）气虚

脾经：三阴交。

心经：少府。

肾经：然谷、照海。

膀胱经：上髎、肾俞。

任脉：中极、关元、气海。

督脉：百会。

七、乳难

分娩后乳汁分泌少，甚至分泌困难。《诸病源候论》说："妇女手太阳少阴之脉，下为月水，上为乳汁。"分泌困难，一为乳汁郁滞，乳房胀痛，应导滞通乳；一为气血虚弱，头眩耳鸣，短气心悸，乳房不胀，应补气血。此外临床常见肝郁气结，病人精神抑郁，头眩胁痛，口干易怒，当疏肝解郁。现从邪热瘀阻、气血虚、肝郁气滞归纳于下：

（一）邪热瘀阻

三焦经：天井、液门。

胃经：气街。

大肠经：合谷。

（二）气血虚

脾经：冲门、天溪。

小肠经：少泽、前谷。

任脉：膻中。

（三）肝郁气滞

肝经：中封。

胆经：肩井。

八、妇科其他病证

（一）分娩困难

大肠经：合谷。

脾经：三阴交。

肝经：太冲、中都、期门。

（二）阴中痛

脾经：阴陵泉。

心经：少府。

任脉：中极、会阴。

（三）阴痒

心经：少府。

肾经：照海。

肝经：曲泉、大敦、急脉。

任脉：会阴、阴交、中极。

（四）恶露

肝经：中都。

任脉：石门、气海、阴交、中极。

（五）胎位不正

膀胱经：至阴。

（六）阴门肿

脾经：三阴交。

任脉：会阴。

第九节　传染病

对传染病的针灸适应证，我们在总结古人经验的基础上，有较大发展。这里着重介绍疟疾、痢疾和肺劳。

一、疟疾

疟疾，针灸治疗以间日疟疗为效好，对恶性疟疾有一定疗效。间日疟寒热往来，发作有时，治以和解少阳为主；恶性疟多偏热胜，以泻热凉血为主。现从少阳失和、邪热进行归纳于下：

（一）少阳失和

心包络：大陵、间使。

三焦经：液门、中渚、阳池、天牖。

胆经：头临泣、风池、完骨、阳辅、丘墟、侠溪。

肝经：行间、中封。

（二）邪热

肺经：太渊、列缺、尺泽、少商。

大肠经：三间、合谷、阳溪、曲池、商阳、偏历、温溜、手三里。

胃经：厉兑、内庭、天枢、解溪。

脾经：公孙、大都。

心经：神门、少海。

小肠经：少泽、前谷、后溪、腕骨、支正。

膀胱经：昆仑、飞扬、大杼、譩譆、委中、至阴、通谷、束骨、心俞。

肾经：大钟、复溜、太溪。

督脉：神庭、上星、百会、大椎、陶道、神道、命门。

任脉：中脘。

二、痢疾

痢疾由热毒所致的，有里急后重，大便脓血，臭秽烦热，胸痞腹满，口渴，肛门灼热等症，治宜泻热解毒；内寒湿所致的，有恶寒发热，大便稀、肢冷、腹痛绵绵等症，治应温散寒邪；有下利不思饮食，心中烦满的，当调理脾胃；有时痢不止，反复发作的，治当兼顾正气。现从热毒、寒邪、实热、久痢气虚角度归纳于下：

（一）热毒

心包络：间使。

肝经：太冲、曲泉、章门。

（二）寒邪

大肠经：合谷、温溜。

督脉：百会、悬枢、脊中。

（三）实热

脾经：太白、大横、腹哀。

胃经：内庭、下巨虚、足三里，天枢，关门。

（四）久痢气虚

肾经：交信、四满、太溪。

膀胱经：通谷、束骨、脾俞、大肠俞、小肠俞、中膂俞、下髎、会阳、阳纲、三焦俞。

任脉：关元、石门、中脘、气海、神阙。

三、劳瘵（肺结核）

肺结核是一种常见的传染病。常有咳嗽痰少，甚至痰中带血，或咯鲜血，午后潮热，盗汗，多久病身体瘦弱。

大肠经：下廉。

胃经：上巨虚。

膀胱经：肺俞、魄户、膏肓俞。

肾经：涌泉。

第十节　外科、皮肤病

外科针灸适应证，如乳痈、痔疮等；皮肤科针灸适应证，如疔疮、疥癣、风疹、瘾疹等病证。现分别介绍于下：

一、乳痈

乳痈病因，有由乳汁积滞不外溢造成的，治当导滞通乳；有因感染造成的，如乳头破裂，小儿吮乳感染，治宜泻热解毒。现从气滞、热毒方面归纳于下：

（一）气滞

肺经：鱼际、尺泽、中府。

大肠经：下廉。

胃经：膺窗、乳根、足三里、下巨虚。

脾经：天溪。

小肠经：少泽。

膀胱经：委中。

肾经：复溜、神封。

（二）热毒

心包络：天池。

三焦经：天牖。

胆经：侠溪、足临泣、地五会、肩井。

肝经：太冲、期门。

任脉：膻中。

二、痔疮

痔疮多由火热之毒引起，亦有由久坐工作，血气瘀滞所致的。当从清热解毒，祛瘀行滞论治。现从热毒、瘀阻方面归纳于下：

（一）热毒

膀胱经：攒竹、气海俞、会阳、承扶、秩边、委中、承筋、承山、飞扬。

肾经：复溜。

胆经：悬钟。

任脉：会阴。

（二）瘀阻

脾经：商丘。

督脉：长强。

三、疝气

《灵枢·热病》说："心疝暴痛，取足太阴、厥阴，尽刺去其血络。"尤在泾的《金匮翼》说："……疝病不离寒、湿、热三者之邪。寒则急，热则纵，湿则肿，而尤以寒气为主。"现从寒者温散、热者泻热、湿者利湿方面归纳于下：

（一）寒邪

肺经：云门。

小肠经：天容。

任脉：关元、气海、阴交、中脘、神阙、石门、中极、巨阙。

（二）热邪

肝经：大敦、行间、太冲、中封、蠡沟、曲泉、期门。

胆经：五枢、丘墟、带脉。

（三）湿邪

脾经：商丘、地机、府舍、冲门。

胃经：伏兔、阴市、大巨、气街、陷谷、天枢。

肾经：涌泉、然谷、太溪、筑宾、阴谷、交信、照海、肓俞、四满。

膀胱经：合阳、肝俞。

四、瘰疬

本病多因情志不畅，肝气郁结，郁久化火，炼液成痰，结于颈项或其他部位而成。治当疏肝解郁，运化痰邪。现从肝郁、痰湿方面归纳于下：

（一）肝郁

肝经：章门、足五里。

胆经：阳辅、肩井、头临泣。

（二）痰湿

大肠经：手五里、手三里、臂臑。

胃经：大迎、缺盆、人迎。

小肠经：肩贞、肩中俞、臑俞。

心包络：天池。

三焦经：天井、支沟。

五、瘿瘤

《巢氏病源》说："瘿者，由忧恚气结所生，亦有饮沙水……"本病有情志郁结者，治宜疏肝解郁，有湿痰凝滞者，当运湿祛痰。现从肝郁、痰湿方面归纳于下：

（一）肝郁

胆经：浮白、风池。

肝经：中封。

（二）痰湿

肺经：天府、云门。

大肠经：肩髃、天鼎。

胃经：气舍、冲阳。

小肠经：天窗、天容。

膀胱经：通天、肺俞。

三焦经：臑会。

六、疔疮

疔疮生面部及手指居多，病因以火毒为主，所以治疗以清热解毒为主要方法。

热毒

大肠经：合谷、曲池。

胃经：足三里。

膀胱经：委中、束骨。

心经：通里、少海。

胆经：头临泣、肩井。

肝经：行间、太冲。

督脉：身柱、灵台。

七、疥癣

疥癣是一种皮肤寄生虫病，《诸病源候论巢氏》说："小疮皮薄，常有汁出，并皆有虫。"治宜清热解毒。

大肠经：合谷、阳溪、曲池。

胃经：足三里。

脾经：三阴交。

小肠经：阳谷、后溪。

心包络：大陵。

三焦经：支沟。

膀胱经：委中、昆仑。

胆经：阳辅。

肝经：行间。

八、瘾疹、风疹

皮肤发疹、多有痒感，大都由湿热所导致，治宜清热、运湿、解毒。现从邪热、湿邪、热毒方面归纳于下：

（一）邪热

心包络：曲泽。

三焦经：天井。

（二）湿邪

大肠经：曲池、肩髃、合谷、阳溪。

胃经：内庭。

脾经：血海。

肾经：涌泉。

（三）热毒

胆经：风市、环跳、天冲。

肝经：蠡沟。

任脉：天突。

九、落枕

本病多因风寒阻滞经络所致，以颈部在卧时体位不当，又：受风寒外袭所引起的最为多见。治当疏风散寒，以通经活络为主进行治疗。现从风寒、经络阻滞方面归纳于下：

（一）风寒

大肠经：天鼎、扶突、曲池。

三焦经：中渚。

督脉：大椎、陶道、哑门、风府。

（二）经络阻滞

小肠经：少泽、前谷、后溪、小海、天窗、阳谷。

胃经：颊车。

膀胱经：攒竹、昆仑。

胆经：肩井、完骨、风池。

任脉：承浆。

十、其他外科、皮肤病

（一）浑身生疮

大肠经：合谷、曲池。

胃经：足三里。

肝经：行间。

（二）便毒

膀胱经：昆仑。

任脉：承浆。

脾经：三阴交。

（三）发背

膀胱经：风门、委中。

胆经：肩井。

（四）手臂生疽

三焦经：中渚、液门。

（五）肠痈

胃经：陷谷、足三里、上巨虚、天枢。

脾经：太白。

膀胱经：大肠俞。

（六）皮脱作疮

大肠经：曲池。

（七）唇痈

小肠经：颧髎。

第十一节　汗　证

《灵枢·五癃津液别》说："天暑衣厚，则腠理开，故汗出。"《素问·宣明五气》说："心为汗。"在治疗上，汗法为八法之一。临床上，汗有各种不同情况，现从发热无汗、自汗、盗汗、多汗等方面进行归纳。

一、发热无汗

凡因外感发热，当汗解而汗不出的，应发汗以解表；有不属表证而有实热者，也可发汗以解热。现从外感、邪热、湿邪方面归纳于下：

（一）外感

肺经：鱼际、经渠、孔最、太渊。

大肠经：商阳、合谷、阳溪。

膀胱经：承光、膈俞、委中、肺俞、譩譆、曲差、大杼、上髎、飞扬。

肾经：太溪、照海。

（二）邪热

心包络：劳宫、中冲、内关。

三焦经：液门、阳池、支沟、天髎、天牖。

胆经：风池、侠溪、窍阴、悬钟、足临泣，光明、关冲。

肝经：曲泉。

任脉：上脘。

督脉：上星、陶道、命门。

（三）湿邪

胃经：厉兑、内庭、冲阳、陷谷、解溪。

脾经：隐白、大都。

心经：通里。

小肠经：少泽、前谷、腕骨、阳谷、后溪。

二、自汗

《三因方》说："无问昏醒，浸浸自出者，名曰自汗。"气虚、阳虚、伤湿等均可发生自汗。现以气虚、湿热归纳于下：

（一）气虚

肺经：少商、列缺。

大肠经：曲池。

胃经：冲阳。

膀胱经：昆仑。

肾经：涌泉、然谷、复溜。

（二）湿热

三焦经：阳池。

心包络：内关。

肝经：大敦。

三、盗汗

盗汗又叫寝汗，指睡眠中汗出，多属虚证。以阴虚最为常见，因阴虚而火盛，宜泻相火，若有肝热，又当泻肝火。现从相火、肝火归纳于下：

（一）相火

心包络：间使、大陵。

肾经：阴都、交信。

膀胱经：肺俞、膈俞。

心经：阴郄。

小肠经：后溪。

（二）肝火

肝经：行间。

督脉：大椎。

四、多汗

多汗，指不因天热、运动或服药物，而出汗多的，应从阳虚论治。

大肠经：合谷。

胃经：内庭。

脾经：大横。

肾经：复溜、然谷。

膀胱经：玉枕、譩譆。

心包络：大陵。

五、其他汗证

汗出善忘：肺经、列缺。

汗出难言：胃经、头维。

心烦无汗：膀胱经、曲差、心俞。

第十二节　眼、耳、鼻、口病

本节讨论五官科的针灸适应证，分眼科病、耳科病、鼻病、口腔病（除牙痛已列入痛证以外）。

一、眼科病

眼科的针灸适应证，有目痛、目眩眩、火眼、青盲、目瞤动、目泪、目不明、目翳等，现分别归纳于下：

（一）目痛

《诸病源候论》说："赤脉从上下者，太阳病；从下上者，阳明病；从外走内者，少阳病。"是三阳热症。另外有因元气亏损，内热炽，痛而不赤的，为肝肾阴虚。现从太阳热、阳明热、少阳热、肝肾阴虚方面归纳于下：

1. 太阳热

小肠经：前谷、阳谷。

心经：通里。

膀胱经：睛明、攒竹、玉枕、至阴、昆仑、譩譆。

2. 阳明热

大肠经：三间、合谷、阳溪、下廉、迎香。

胃经：内庭、四白、大迎、头维。

3. 少阳热

心包络：大陵。

三焦经：天牖、清冷渊、中渚、液门。

督脉：脑户、上星、龈交。

4. 肝肾阴虚

肝经：太冲。

胆经：阳白、瞳子髎、风池、头窍阴、头临泣、目窗、脑空、光明、地五会。

肾经：横骨、四满、中注、肓俞、照海。

（二）目眩眩

目眩眩是一种视力模糊的感觉，常因邪热为患。现从阳明热、太阳热、肝胆火方面归纳于下：

1. 阳明热

大肠经：偏历、手五里。

胃经：承泣、巨髎、地仓。

2. 太阳热

小肠经：养老。

膀胱经：攒竹、睛明、天柱、心俞、肝俞、肾俞。

肾经：复溜。

3. 肝胆火

三焦经：中渚、丝竹空。

胆经：瞳子髎、目窗。

肝经：足五里。

（三）火眼

火眼属热，与今天的红眼病相似，多由阳明、太阳、少阳火热引起，有传染性。现从阳明火、太阳火、少阳火方面归纳于下：

1. 阳明火

大肠经：二间、合谷、阳溪、曲池、迎香。

胃经：足三里。

2. 太阳热

小肠经：阳谷、颧髎。

膀胱经：束骨、肝俞、睛明、昆仑。

肾经：曲泉。

3. 少阳火

心包络：大陵。

三焦经：丝竹空、液门。

胆经：光明、目窗、头临泣、侠溪。

肝经：行间、太冲。

督脉：上星。

（四）青盲

青盲有肝虚引起的，有气血不足的，也有七情所伤引起的。现从肝郁、气血虚方面归纳于下：

1. 肝郁

胆经：瞳子髎、上关、目窗。

肝经：太冲。

2. 气血虚

大肠经：商阳。

胃经：巨髎、承泣。

膀胱经：承光、玉枕、络却。

（五）目眴动

目眴动属于风症，治应泻热息风。

胃经：承泣、四白、地仓、头维、大迎。

小肠经：颧髎。

膀胱经：攒竹、心俞、睛明。

三焦经：丝竹空。

胆经：阳白、风池。

（六）目泪

流泪有热泪、冷泪之分。流热泪属肝热，治当泻肝胆火；冷泪多为肾虚，宜温肾阳；尚有风热为病的，当泻热。现从肝胆火热、肾阳虚、邪热方面归纳于下：

1. 肝胆火热

胆经：听会、头临泣、风池、侠溪。

肝经：行间。

督脉：上星。

2. 肾阳虚

膀胱经：睛明、攒竹、心俞。

3. 邪热

胃经：承泣、四白、头维。

小肠经：腕骨。

三焦经：天牖、液门。

（七）目不明

视力不好，原因较多。针灸适应证有气血不足者，从补阳明入手；有邪热致病的，泻太阳、少阳邪热。现从气血虚、太阳热、少阳热方面归纳于下：

1. 气血虚

大肠经：二间、曲池。

胃经：承泣、四白、头维、足三里。

任脉：承泣。

2. 太阳热

小肠经：养老、肩中俞。

膀胱经：睛明、攒竹、曲差、五处、天柱、肝俞、昆仑。

督脉：陶道、前顶、龈交。

3. 少阳热

三焦经：天牖。

胆经：丘墟、目窗、脑空。

（八）目翳

目生翳，多由肝火内盛，或因风热邪毒所致。治宜疏肝泻热，解热毒。现从肝热、热毒方面归纳于下：

1. 肝热

三焦经：角孙、关冲。

胆经：瞳子髎、丘墟、目窗、阳白、光明、头临泣。

肝经：行间、期门。

2. 热毒

肺经：太渊。

大肠经：合谷。

胃经：四白、巨髎、解溪。

小肠经：少泽、前谷、后溪、腕骨。

膀胱经：睛明、至阴、京骨、承光、肝俞。

（九）其他眼病

1. 雀目、夜盲

胃经：地仓、承泣。

膀胱经：睛明、攒竹。

肝经：行间。

2. 睫毛内倒

三焦经：丝竹空。

3. 眼睑下垂

胆经：阳白。

二、耳病

耳病针灸适应证，有耳鸣、耳聋、耳痛、聤耳，现归纳于下：

（一）耳鸣

耳鸣分虚实，邪气实多为肝火上逆，或有痰火为患；虚则多肾阴不足或中气下陷。实者以泻肝胆火热为主，虚当滋养肾阴。现从肝胆火热、肾虚、痰火方面归纳于下：

1. 肝胆火热

胆经：头窍阴、浮白、悬厘、颔厌、上关、听会、完骨。

督脉：百会。

2. 肾虚

肾经：太溪。

膀胱经：肾俞、通天、络却。

3. 痰火

肺经：列缺。

大肠经：商阳、合谷、阳溪、偏历。

胃经：承泣、下关、足三里。

小肠经：前谷、腕骨、阳谷、肩贞、天窗、后溪、天容、听宫。

心包经：中冲、大陵。

三焦经：液门、外关、耳门、颅息。

（二）耳聋

平素正常，突然暴聋为邪气实，多因肝火、风热所致。肝火所致的，常有口苦等肝胆现证，治宜泻肝胆火热；风热者，常有头痛、鼻塞等证，治宜祛风清热。临床上也有癔性耳聋的，以取督脉穴位为主。若久聋则为气血虚，或有先天性而耳道畸形者，效果不好。当从补益气血论述。现从肝胆火、风热方面归纳于下：

1. 肝胆火

胆经：听会、头临泣、肩井、侠溪。

三焦经：翳风、四渎、耳门。

2. 风热

大肠经：商阳、合谷。

胃经：足三里。

小肠经：少泽、后溪、小海、天窗、天容、听宫。

膀胱经：金门、肾俞。

督脉：大椎、哑门。

（三）耳痛

耳中作痛，多系实热作祟，治疗以泻热为主。

大肠经：曲池。

三焦经：天井、天髎。

胆经：上关、完骨。

（四）聤耳

聤耳以火邪致病者为多见，治当以泻热为主。

大肠经：合谷。

胃经：下关。

小肠经：听宫。

三焦经：翳风、耳门。

胆经：风池、听会、阳陵泉。

三、口舌病

口腔多发病如牙痛、咽喉痛都已在痛证里介绍了。现从舌本强痛、其他口舌病、暴喑、失音方面归纳于下：

（一）舌本强痛

舌本强痛，与热邪为患，经脉失养有关。因足太阴脾经连舌本、散舌下；足少阴肾经夹舌本；手少阴之别系舌本；足厥阴之脉络舌本。治当从通经络，泻邪热进行治疗。现从经络阻滞、邪热方面归纳于下：

1. 经络阻滞

脾经：商丘。

心经：通里。

心包络：中冲。

肝经：行间、太冲。

肾经：然谷、太溪。

2. 邪热

小肠经：阳谷。

任脉：廉泉。

督脉：风府。

（二）其他口舌病

重舌：肝经：行间。

（三）暴喑、失音

本病有虚实之分。凡外感风寒、风热、燥热致病者属实；若系肺肾亏损，津液不上承者为虚。治疗应从疏风散寒、泻热、养阴润燥为主。现从风寒、风热、阴虚方面归纳于下：

1. 风寒、风热

肺经：鱼际、孔最。

大肠经：合谷、天鼎、扶突。

胃经：地仓、大迎。

心经：灵道、通里、阴郄。

小肠经：天窗、听宫。

心包络：间使。

三焦经：支沟、三阳络。

胆经：阳交、天冲。

督脉：哑门、风府、百会、水沟（人中）。

2. 阴虚

肾经：涌泉。

任脉：天突。

四、鼻病

鼻病常见的针灸适应证，有风寒、邪热引起的鼻塞不闻香臭，风寒引起的治当祛风散寒；邪热引起的当泻热开窍。还有鼻渊，也与风寒风热有关。现归纳于下：

（一）鼻塞不闻香臭

本病由外感风寒或热邪引起，当从祛风散寒，泻热开窍。现从风寒、邪热方面归纳于下：

1. 风寒

大肠经：合谷、和髎、迎香。

小肠经：前谷。

膀胱经：曲差、通天、玉枕、天柱。

2. 邪热

三焦经：天牖。

胆经：头临泣、目窗。

督脉：水沟、百会、囟会、上星。

（二）鼻渊

鼻渊病因，有风寒风热之别。凡涕多而不闻香臭的，属风寒致病，治当祛风散寒；若浊涕不止，色黄腥臭的，为风热，治当祛风解热。

1. 风寒

大肠经：合谷、迎香。

膀胱经：曲差。

2. 邪热

胆经：承灵、头临泣。

肝经：太冲。

督脉：前顶、上星、神庭。

（三）其他针灸适应的鼻病

1. 鼻息肉：督脉、上星。

2. 鼻中焦臭：任脉、中脘。

3. 鼻中酸：膀胱经、肝俞。

第十三节　热　病

热性病针灸适应证，除在汗证里提出以发汗为主的热病外，这里把中暑、热病、黄疸（附目黄）、骨蒸潮热、口中热痛、消渴和痿证进行辨证归纳。

一、中暑

中暑是夏季炎热，感于暑邪而病。症见突然闷倒，不省人事，身热烦躁，甚至四肢抽搐，治当泻热解暑。

肺经：少商。

大肠经：商阳、合谷。

胃经：内庭。

心经：少冲。

心包络：中冲、内关。

任脉：中极、气海。

督脉：水沟、百会。

二、热病

热病有外感、湿热或肝胆火热等不同原因，应分别从外感、湿邪、肝胆火方面取穴治疗。

（一）外感

肺经：太渊。

大肠经：二间、三间、曲池。

膀胱经：委中。

（二）湿邪

脾经：太白、大都。

胃经：陷谷、足三里。

小肠经：后溪。

心经：通里、少冲。

肾经：复溜。

（三）肝胆火

心包络：间使、曲泽、劳宫、大陵、中冲、内关。

三焦经：中渚、外关。

胆经：风池、脑空。

肝经：章门。

督脉：大椎。

三、黄疸、目黄

本病多系感受时邪、湿热或寒湿内阻中焦，胆汁不循胆道所致，以身黄、目黄、小便黄为主症。有阴黄、阳黄之分。阳黄多肝胆湿热，证见发热口渴，恶心呕吐，便秘、胁痛，治宜清利肝胆湿热；若由脾阳不振，寒湿内蕴导致身目萎黄晦暗，不思饮食，腹胀，疲倦，治宜调理脾胃，温化寒湿。

（一）黄疸

1. 湿热

肝经：太冲、中封、章门。

胆经：阳陵泉、丘墟。

任脉：中脘、巨阙。

心包络：劳宫。

2. 寒湿

大肠经：五里。

胃经：厉兑、足三里、髀关。

脾经：商丘、阳陵泉。

心经：青灵、极泉。

小肠经：腕骨、小海。

膀胱经：肺俞、心俞、脾俞。

肾经：涌泉、太溪、然谷。

巴蜀名医遗珍系列丛书

（二）目黄

目黄属黄疸病，而以目黄为主症，治仍以清利肝胆湿热，调理脾胃以温化寒湿为主。

1. 湿热

心包络：大陵、内关、劳宫。

三焦经：角孙、丝竹空。

肝经：太冲、中封、五里、章门。

督脉：脑户、脊中、至阳。

2. 寒湿

大肠经：二间。

心经：极泉、青灵、神门。

小肠经：小海、颧髎。

膀胱经：胆俞、阳纲、脾俞。

肾经：太溪、然谷。

任脉：中脘。

四、骨蒸潮热

骨蒸潮热由阴虚内热导致，形容其热自骨髓透发而出。证见以潮热、盗汗、喘息无力、心烦失眠、手心发热，以养阴清热为主。

心经：阴郄。

膀胱经：肺俞、膈俞、胆俞、心俞。

督脉：大椎。

五、口中热痛

口中热痛，有胃热者，当泻胃火；有心火上炎者，宜泻心火；有肝胆火热者，当泻肝火；有阴虚者，宜滋阴降火。

（一）胃火

大肠经：三间。

胃经：冲阳、解溪。

（二）心火

心经：少冲。

小肠经：少泽。

心包络：劳宫、曲泽、大陵。

三焦经：关冲。

（三）肝火

胆经：头窍阴。

肝经：太冲。

（四）滋阴降火

肾经：复溜。

六、消渴

消渴有上消、中消、下消之别。《丹溪心法·消渴》说："上消，口渴引饮，多为心胃火盛，治宜润肺清胃；中消，多食善饥，形体消瘦，小便频数，为脾胃燥热，宜清胃火；下消，饮一溲二，如油如膏，为肾水亏耗，蒸化失常，面黑耳焦，治宜补肾固涩。"

（一）阴虚

肺经：太渊。

巴蜀名医遗珍系列丛书

任脉：承浆。

（二）胃火

胃经：内庭、足三里。

肝经：行间、太冲。

督脉：水沟、兑端。

（三）肾虚

肾经：涌泉、然谷、太溪。

七、痿证

《素问·痿论》提出导致痿的病因有肺热伤津、湿热浸淫、气血不足、肝肾亏损等不同因素。临床表现为筋急拘挛，痿弱不能行动，口苦爪枯。《灵枢·根结》说："阖折则气无所止息，而痿疾起矣。故治痿者，取之阳明。"根据不同病情。以补脾胃，滋肝肾，祛湿热为主要取穴依据。

（一）阳明虚

大肠经：合谷、曲池。

胃经：髀关、冲阳、足三里。

脾经：太白、三阴交。

（二）肝肾阴虚

肾经：复溜、涌泉。

膀胱经：飞扬、大杼、仆参、委阳、附阳。

胆经：风市、外丘、光明、悬钟、日月、辄筋。

（三）湿热

三焦经：中渚、外关。

督脉：水沟。

脾经：三阴交、太白。

胃经：足三里、髀关、条口。

第十四节　急　救

狂走欲自杀：督脉，风府。膀胱经，肺俞。

溺水：任脉，会阴、脐中。

醉酒：胆经，率谷。

第十五节　经络病

本节根据病变部位，分头颈部、胸胁部、腰背部、四肢、上肢、下肢等六部分讨论如后。

一、头颈部

（一）颈项强

大肠经：温溜。

小肠经：少泽、前谷、后溪、腕骨、阳谷、小海。

膀胱经：昆仑、攒竹、天柱。

三焦经：支正。

胆经：外丘、本神、浮白、肩井、脑空，完骨、风池。

肝经：期门。

任脉：承浆。

督脉：哑门。

（二）口眼㖞斜

肺经：列缺。

大肠经：合谷、偏历、迎香。

胃经：四白、巨髎、大迎、地仓、颊车、冲阳、内庭、丰隆、下关。

小肠经：颧髎、听宫。

膀胱经：承光、通天。

三焦经：翳风、耳和髎、天牖、丝竹空。

胆经：风池、听会、上关、完骨、瞳子髎。

肝经：行间、太冲。

任脉：承浆。

督脉：水沟、龈交。

二、胸胁部

（一）胸中寒

任脉：膻中。

（二）胁满

膀胱经：委阳。

心包络：天池。

三焦经：支沟。

胆经：阳辅、丘墟、悬钟、足临泣。

肝经：章门。

（三）胁下肿

肝经：章门、太冲。

三、腰背部

（一）背膊项急

督脉：大椎。

（二）背拘急

肺经：经渠。

（三）背膂强痛

膀胱经：委中。

（四）腰脊痛楚

膀胱经：委中。

肾经：复溜。

（五）腰背伛偻

胆经：风池。

膀胱经：肺俞。

四、四肢

（一）四肢无力

脾经：大包。

小肠经：小海。

肾经：照海。

心包络：天池。

胆经：日月。

（二）四肢肿

胃经：丰隆。

肾经：复溜。

（三）痹痿

大肠经：合谷。

（四）四肢肿痛

督脉：至阳。

（五）四厥

脾经：大都。

胃经：乳根、内庭、丰隆。

膀胱经：肝俞、肾俞。

肾经：复溜。

任脉：气海。

五、上肢

（一）肩红肿痛，肩热臂痛

大肠经：肩髃。

三焦经：中渚、液门。

心包络：天池。

胆经：日月。

肝经：行间、太冲。

（二）肩痛连脐

大肠经：手三里。

（三）肩臂不举

肺经：云门。

大肠经：臂臑、巨骨。

心经：青灵。

小肠经：阳谷、天容、秉风。

三焦经：清冷渊、肩髎。

（四）肘臂疼痛

肺经：孔最、尺泽。

大肠经：手三里、合谷、曲池、肘髎、下廉、手五里。

心经：极泉、青灵、少海、灵道、通里。

小肠经：少泽、前谷、支正、后溪、阳谷。

心包络：曲泽、间使、内关、大陵。

三焦经：支沟、臑会、天井、关冲、液门、中渚。

胆经：肩井。

（五）肩肿

胃经：气舍。

（六）肩似拔

小肠经：小海。

（七）肩痛

胃经：缺盆。

小肠经：阳谷、养老、天容、肩贞、曲垣、臑会、秉风。

三焦经：阳池。

胆经：肩井、渊腋、居髎。

（八）寒热肩肿

小肠经：臑俞。

（九）肩髆酸痛

大肠经：合谷、偏历、曲池、臂臑、肩髃、巨骨。

小肠经：天容、秉风、曲垣、肩外俞。

三焦经：中渚、阳池、支沟、天井。

（十）臑臂后痛

心经：少冲。

小肠经：少泽。

心包络：内关、曲泽、天泉。

（十一）两肘拘挛

肺经：尺泽。

大肠经：曲池。

心经：灵道。

（十二）指腕肿痛

小肠经：腕骨、养老、支正、后溪。

（十三）手卷不伸

肺经：尺泽。

（十四）指痛挛急

肺经：少商。

（十五）手臂挛痹

肺经：尺泽。

大肠经：肩髃、合谷、曲池。

心经：少冲、神门。

三焦经：中渚、阳池。

（十六）捉物不得

大肠经：曲池。

（十七）两手酸痛

大肠经：合谷、曲池、肩髃。

（十八）指引肩痛

大肠经：合谷。

心经：通里。

肝经：太冲。

（十九）手背红肿

大肠经：合谷、曲池、手三里。

三焦经：液门、中渚。

（二十）小指间热

小肠经：少泽。

（二十一）小指不用

小肠经：少泽、前谷。

（二十二）手臂不仁

大肠经：手三里、曲池。

心经：少府。

小肠经：腕骨、后溪。

三焦经：外关、天井。

（二十三）臂腕痛

大肠经：阳溪。

小肠经：腕骨。

六、下肢

（一）脚麻木

胃经：内庭、条口。

膀胱经：仆参、白环俞。

肾经：太溪。

督脉：风府、腰俞。

（二）足缓失履

胃经：冲阳、条口、解溪、足三里。

膀胱经：仆参、飞扬、委中。

胆经：丘墟、阳陵泉、完骨、浮白。

肝经：太冲。

（三）转筋

肺经：尺泽。

胃经：乳根、条口、阴市。

膀胱经：仆参、金门、昆仑、跗阳、承山、承筋、合阳、飞扬。

肾经：然谷、涌泉。

胆经：足窍阴、风市、环跳。

肝经：中封。

（四）腿疼

小肠经：后溪。

膀胱经：委中。

胆经：丘墟、阳陵泉、环跳、居髎。

（五）髀中急痛

脾经：三阴交、府舍。

胆经：丘墟、阳陵泉、环跳、足临泣。

（六）髋骨腿疼

胃经：足三里。

胆经：居髎。

经外奇穴：髋骨。

（七）鼠鼷痛

脾经：箕门。

（八）股内廉痛

脾经：商丘、三阴交。

胃经：足三里。

膀胱经：委中。

（九）鹤膝风

肺经：尺泽。

大肠经：曲池。

（十）膝寒

胃经：髀关、伏兔、足三里。

脾经：隐白。

膀胱经：申脉。

肝经：行间。

（十一）臁疮

脾经：血海。

（十二）胫寒、胫痛

胃经：厉兑、内庭、条口、下巨虚。

脾经：隐白、三阴交。

膀胱经：承筋、申脉。

肝经：行间。

（十三）脚痛膝肿

胃经：解溪、足三里、条口、阴市、犊鼻。

脾经：三阴交、阴陵泉、商丘。

膀胱经：至阴、申脉、金门、委中。

肾经：太溪。

胆经：悬钟、阳陵泉、阳关、风市、光明。

肝经：行间、太冲。

（十四）足大趾伤

胃经：解溪。

（十五）足不任身

胃经：冲阳、条口、足三里。

脾经：三阴交。

膀胱经：天柱、委中。

肾经：然谷。

胆经：悬钟、环跳。

肝经：行间、太冲。

（十六）脚背红肿

胃经：内庭、陷谷、冲阳、解溪。

脾经：商丘。

膀胱经：昆仑、申脉。

肾经：太溪。

胆经：丘墟、阳辅、风市、环跳。

（十七）绕踝风

脾经：大都。

肾经：然谷、太溪、照海。

胆经：丘墟、悬钟、阳陵泉。

（十八）跟痛

胃经：下巨虚。

膀胱经：仆参、昆仑、承山。

肾经：大钟。

胆经：丘墟、悬钟。

（十九）足热难立

胃经：条口。

膀胱经：至阴。

（二十）足寒

脾经：隐白。

肾经：太溪。

（二十一）脚心痛

膀胱经：昆仑。

肾经：涌泉。

（二十二）脚气

胃经：足三里、下巨虚、上巨虚、犊鼻、伏兔、冲阳、公孙。

肾经：复溜、照海。

膀胱经：申脉。

胆经：悬钟、阳陵泉、风市、肩井、阳辅。

原编后记

　　编写《经穴辨证运用学》这本书，是在卫生部在青岛召开"全国高等医学院校教材会议"时（1962年）有此设想的。我当时曾以书面意见建议，主张经穴主治必须以病、证为纲，加以归纳，便于学生学习和掌握。此后，在成都中医学院针灸进修班、本科班曾多次作针灸教学实践，学生对此有较好的反映。

　　经穴辨证运用学是针灸医学的理论核心，是临床辨证取穴的重要基础。古人通过大量的临床实践，积累了丰富经验，历代针灸专著和临床歌赋便是充分的体现。因此，在针灸教学工作中，有必要认真对经穴辨证运用加以归纳，以提高教学质量。回顾三十多年来，在针灸教学内容上并未重视这一问题，对于十四经、三百六十一穴的主要功用，由于内容分散，前后重复，使初学者难以掌握。

　　本书从经络腧穴和经穴辨证运用两个方面加以研究讨论，目的是让读者学习时熟悉经络理论的来源、经穴主治的重点归纳，最后落实到辨证运用，为针灸临床实践奠定辨证取穴的基础。

巴蜀名医遗珍系列丛书

在编写本书稿的过程中，我院研究生杨运宽、刘崇云、杨剑峰和廖琳君医师大力协助，成都中医学院科研处大力支持，在此一并致以谢意。

在编写本书稿的过程中，我们力求做到保持中医本质和发扬针灸特色，从加强针灸医学基础理论、基术知识和基本技能入手，使之更适合针灸教学、科研和临床实践的需要。由于我们业务水平有限，书中缺点、错误之处，望读者提出宝贵意见，以便今后修订提高。

余仲权

1988 年 7 月